綠茶咖啡減重法

減重門診醫生教你輕鬆喝，一個月激瘦6.2公斤！

U0013920

日本減重名醫
工藤孝文——著

正正——譯

馬上就能輕鬆瘦！

醫生所推薦的減重法是什麼呢？

初次見面，我是工藤孝文醫師，專治糖尿病、高血壓、高血脂等因生活習慣所造成的病症。我在任職的診所開設了減重門診，以協助「想要瘦下來」的患者，或是因慢性病及併發症「非瘦下來不可」的患者們。

在二〇一五年，我設計出了一套「綠茶咖啡」減重法。

當時我在糖尿病內科擔任住院醫師。

對於前來診療的糖尿病患者，我時常給予建議，例如：「減掉一些體重的話，對身體會比較好。」然而，某一天，**我注意到自己**

每次都在對同一位患者說：「請減掉一些體重。」在這瞬間我才明白，要病患減重有多麼困難。

談到理想的飲食、運動療法……不管我怎麼教導病患理論上正確的方式，患者如果沒辦法做到，就瘦不下來。但患者要是瘦不下來，可就攸關性命了。因此，我每天都在思考，「任何人、就算意志再怎麼薄弱的人，都能身體力行的減重法」是否存在。

任誰都能隨手取得的東西。

程度簡單到就算意志不堅定，也能持續執行下去。

方法有所根據。

思考過後，我所發現的便是綠茶與咖啡。

很幸運地，當時這兩者的研究資料開始有了一致性：皆有益於健康，似乎沒有危害。但我不知道哪一個對減重比較有效，既然如此，將綠茶與咖啡混在一起喝不就好了嗎？「綠茶咖啡」便因此誕生了。

結果非常棒！

透過混合綠茶與咖啡，不但結合了兩者的優點，還抵銷了缺點，成了最棒的減重飲品。剩下就只有蒐集資料而已。「好！就先由我自己來當白老鼠吧！」這麼決定後，我便開始飲用綠茶咖啡。

這是因為，在二〇一五年時我的體重是**92公斤**。

對！就是所謂的**胖子**！說來丟臉，但這是事實。

不過，就在我飲用綠茶咖啡的這段期間，十個多月**就成功減掉25公斤**！

從那之後到現在，我一直維持在**67公斤的最佳體重**。

由於自己也開始變瘦，所以我確定這個方法真的有效，也開始教導患者這個減重法。

這麼做之後，在很多患者身上都看到了成效。

成功減重人數甚至超過一百人！平均來說，一個月可減掉**6.2公斤**，這是非常驚人的結果！

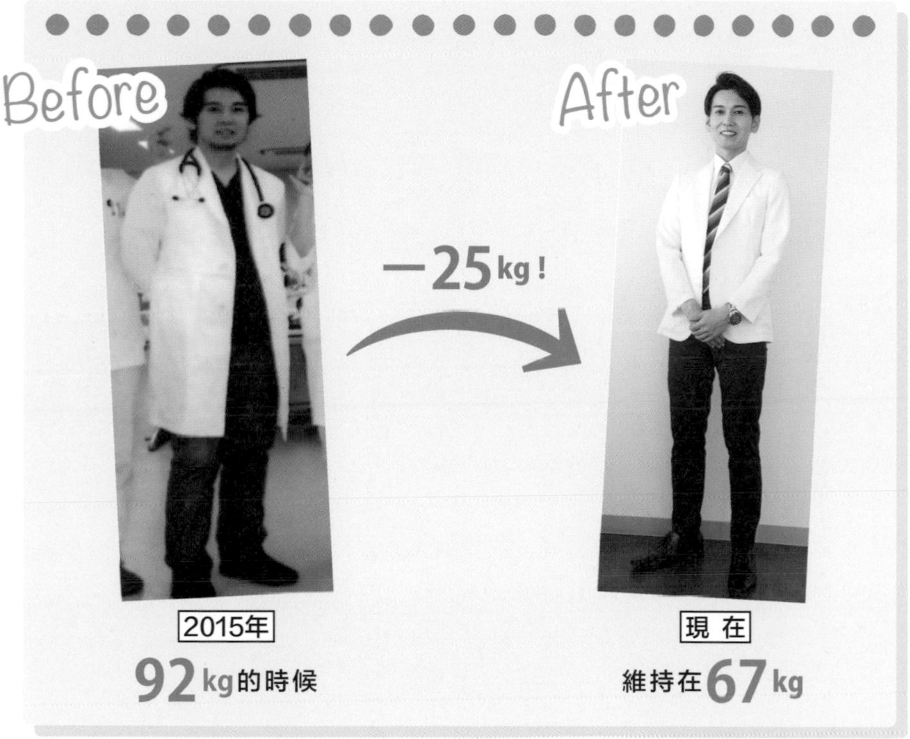
Before
After
−25kg!
2015年
92kg的時候
現在
維持在67kg

還有，不單是綠茶，像是紅茶或焙茶、普洱茶也有效。由於飲用方式有很多不同的變化，因此容易持續下去。

在本書中，我將會介紹簡單且不斷有成功案例的「綠茶咖啡」減重法，以及各式飲品食譜。

由衷希望各位讀者藉由輕鬆簡單、「只要喝就好」的綠茶咖啡，便能美麗且健康地度過每一天。

二〇一八年七月

工藤孝文

Before After！

為了要驗證「喝綠茶咖啡真的會瘦嗎？」，在2018年7月11日～31日共20天，請5人嘗試此實驗，出現了驚人的成果！

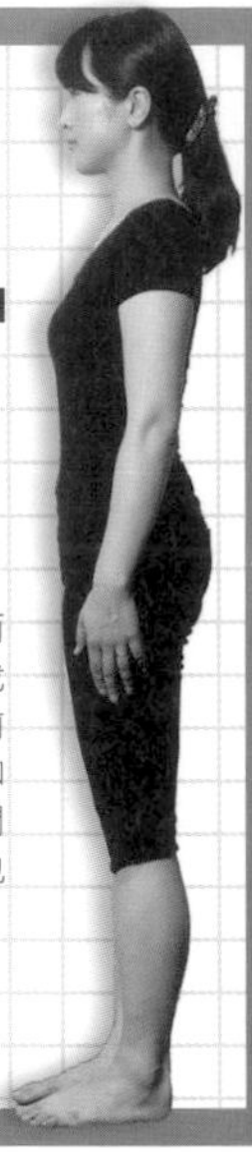

After

DATA

體　重：**48.5**kg

腰　圍：**64.4**cm

我覺得自己「並不是胖，但就是會在意小腹」，而決定嘗試這項減重法。我的感想是，「由於我之前一定要加牛奶才敢喝咖啡，但綠茶咖啡就沒這問題。空腹造成的焦躁感也減少了。」

體重

-3.5kg!

腰圍

-4.6cm!

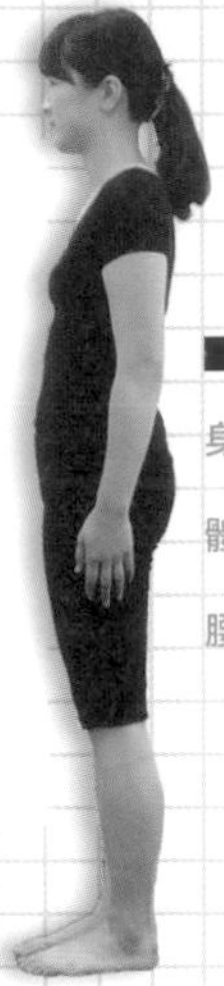

Before

DATA

身　高：**158**cm

體　重：**52.0**kg

腰　圍：**69.0**cm

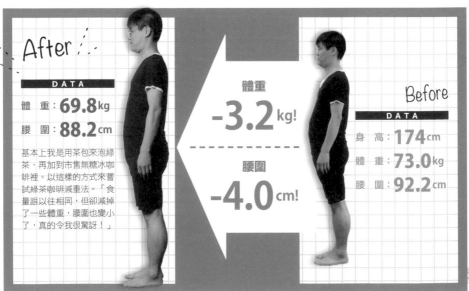

After

DATA

體　重：**69.8**kg

腰　圍：**88.2**cm

基本上我是用茶包來泡綠茶，再加到市售無糖冰咖啡裡。以這樣的方式來嘗試綠茶咖啡減重法。「食量跟以往相同，但卻減掉了一些體重，腰圍也變小了，真的令我很驚訝！」

體重

-3.2kg!

腰圍

-4.0cm!

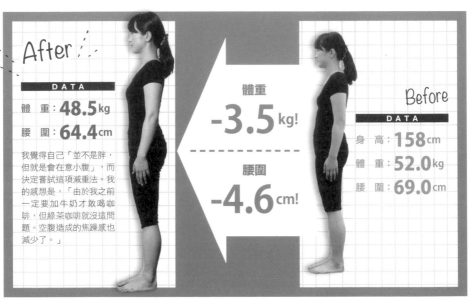

Before

DATA

身　高：**174**cm

體　重：**73.0**kg

腰　圍：**92.2**cm

綠茶咖啡
減重法

竟然瘦了
這麼多！

20天
大挑戰

體重
-2.8kg!

腰圍
-4.3cm!

After

DATA	
體 重：	**76.3**kg
腰 圍：	**85.7**cm

Before

DATA	
身 高：	**180**cm
體 重：	**79.1**kg
腰 圍：	**90.0**kg

這位是熱愛啤酒的酒國英雄。由於要出差，沒有節制飲酒，也沒有限制飲食，但腰圍卻大幅縮小許多。問他綠茶咖啡是否還合他的口味，他則說：「良藥苦口啊！」

體重
-3.5kg!

腰圍
-8.2cm!

After

DATA	
體 重：	**67.0**kg
腰 圍：	**77.1**cm

Before

DATA	
身 高：	**170**cm
體 重：	**70.5**kg
腰 圍：	**85.3**cm

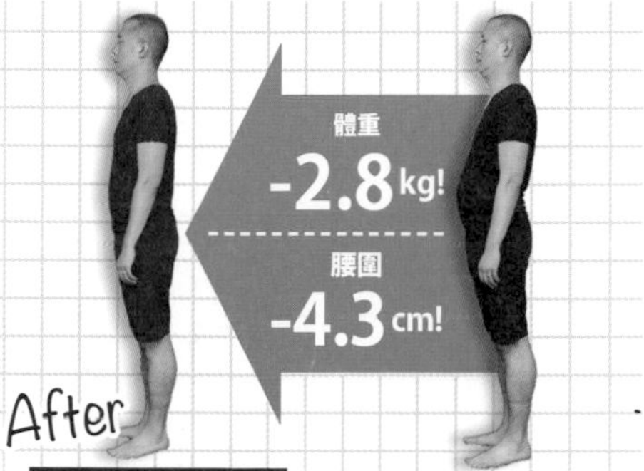

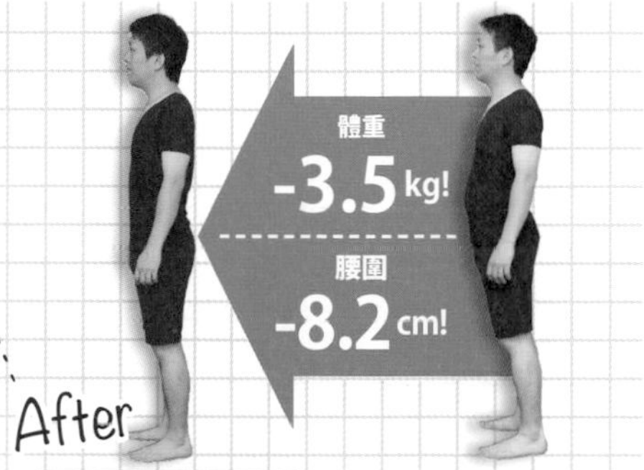

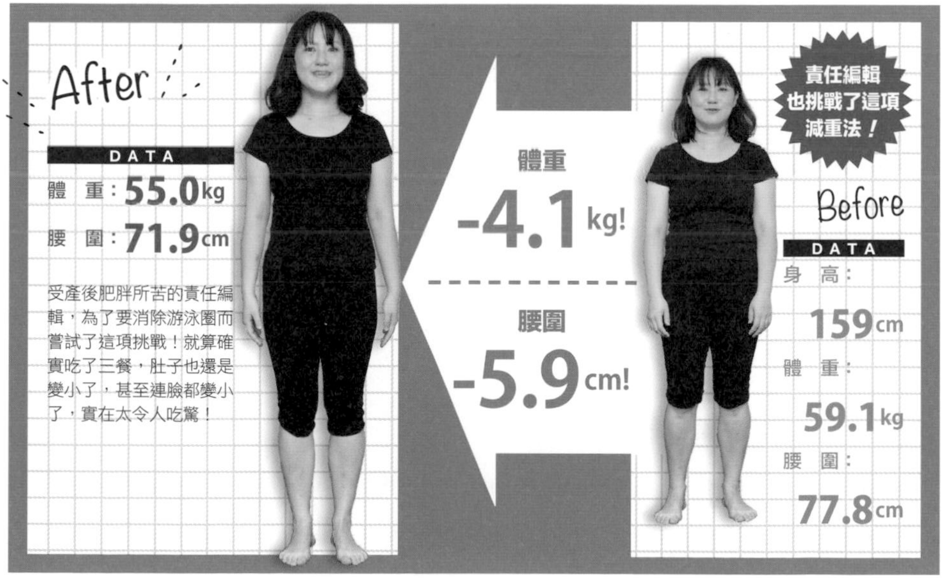

腰圍少了8公分，成效非常驚人！由於是業務，因此運用市售的寶特瓶飲料，每天持續執行。「這樣的方法意外好喝，因為喝起來不苦，所以我能持續下去。」

After

DATA	
體 重：	**55.0**kg
腰 圍：	**71.9**cm

受產後肥胖所苦的責任編輯，為了要消除游泳圈而嘗試了這項挑戰！就算確實吃了三餐，肚子也還是變小了，甚至連臉都變小了，實在太令人吃驚！

責任編輯
也挑戰了這項
減重法！

體重
-4.1kg!

腰圍
-5.9cm!

Before

DATA	
身 高：	**159**cm
體 重：	**59.1**kg
腰 圍：	**77.8**cm

After！

在工藤醫師的指導下，工藤內科的患者也嘗試了綠茶咖啡減重法。以下就來介紹以醫師指導為基礎進行的「真正的綠茶咖啡大挑戰」！患者的腰圍與體重呈現出相當驚人的結果！

1個月就
-7kg!

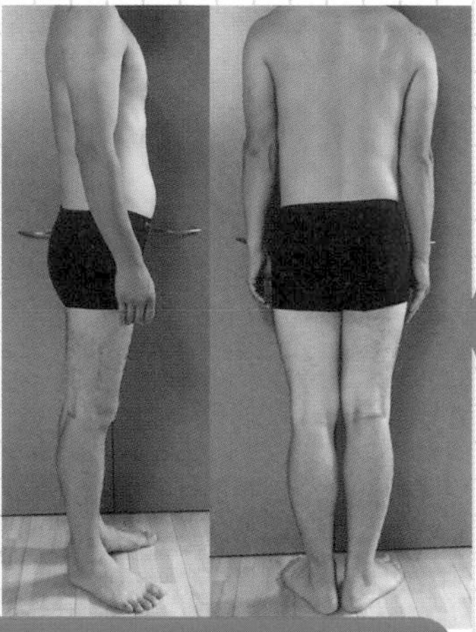

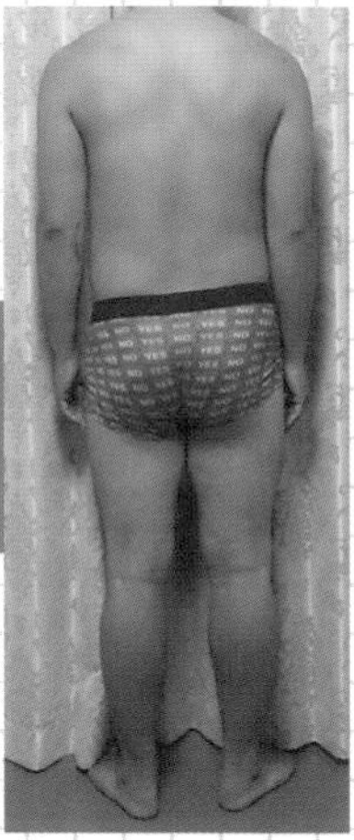

DATA

身　高：175cm

體　重：84.7kg
➡77.4kg

體脂肪：20.5kg
➡16.1kg

工藤醫師的點評

這位是32～33頁介紹的、因大腿骨折而無法運動的患者。他藉由綠茶咖啡，1個月就成功減去7公斤。由於減重成功，人變得神采奕奕，帥氣度也提升了。

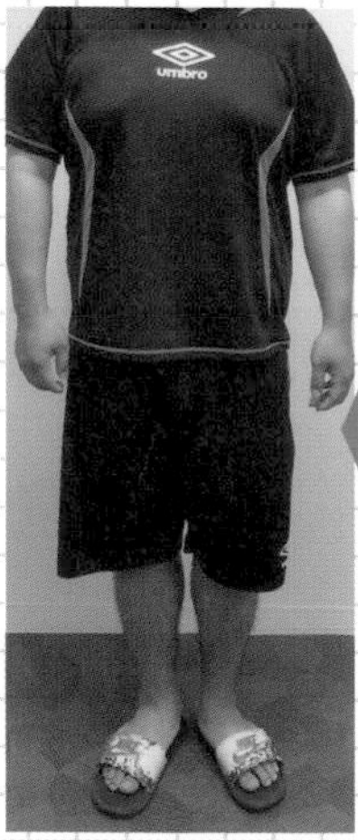

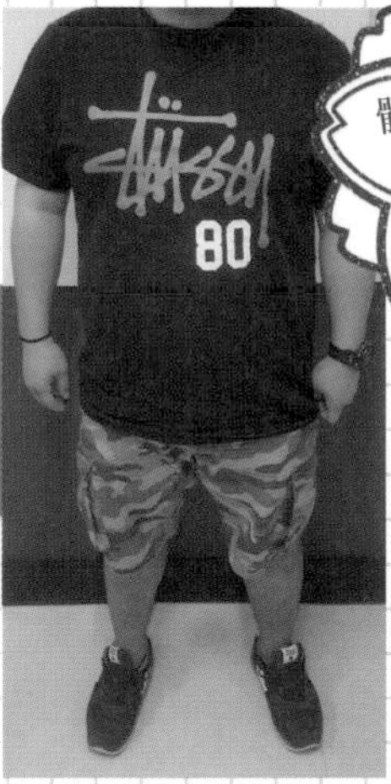

體重 -14kg
腰圍
-21cm!

工藤醫師的點評

值得一提的是，這位患者就算穿著衣服，也能很明顯看出他「肚子變小了」。
腰圍減少21cm是非常驚人的數字，藉由綠茶咖啡減重法就能實現！

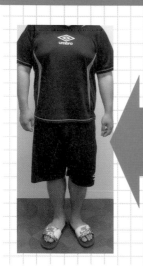

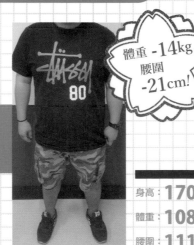

DATA

身高：170cm

體重：108.3kg ➡ 94.2kg

腰圍：111cm ➡ 90cm

綠茶咖啡減重法

減去游泳圈

Before

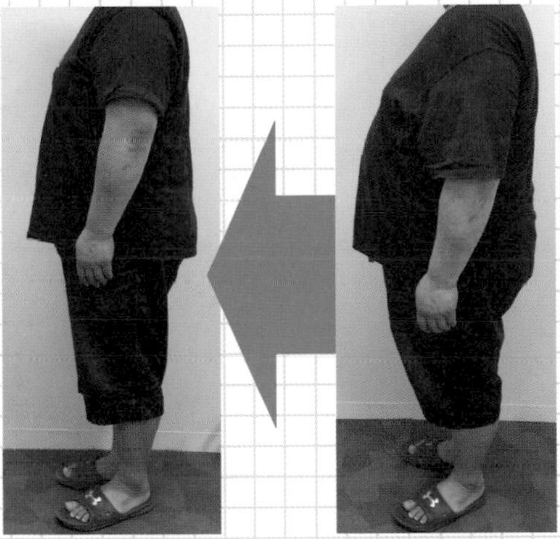

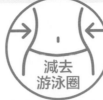

體重、腰圍一起減掉了！

DATA

身 高：173cm

體 重：134.2kg ➡ 120.1kg

腰 圍：134cm ➡ 126.5cm

工藤醫師的點評

這位患者也是腹部明顯小了不少，展現出綠茶咖啡的燃脂效果。

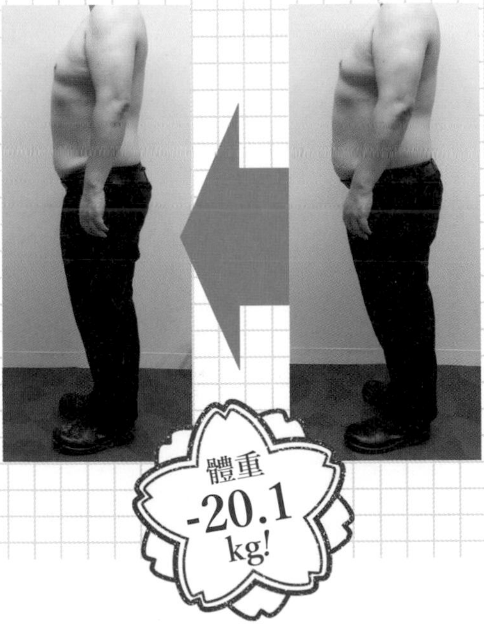

DATA

身 高：176.5cm

體 重：120kg ➡ 99.9kg

腰 圍：126cm ➡ 113cm

工藤醫師的點評

這位患者認真致力於飲用綠茶咖啡、撰寫體重日記（詳細內容請參92頁），成功減去了20公斤。

體重 -20.1kg!

綠茶咖啡減重法

減重門診醫生教你輕鬆喝，一個月激瘦6.2公斤！

目錄

CONTENTS

第3章 喝再多也不會膩！茶×咖啡的調配食譜

CONTENTS

照片攝影　木村直弘
插圖　佐藤克利／ogawayukiko
內頁版型設計　一企畫

第1章

只要喝就會一直瘦下來的綠茶咖啡是什麼？

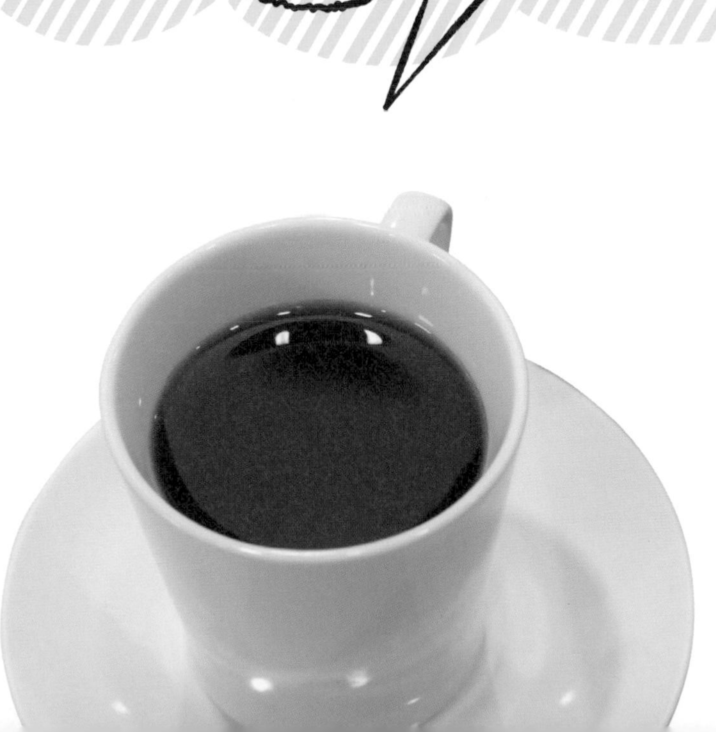

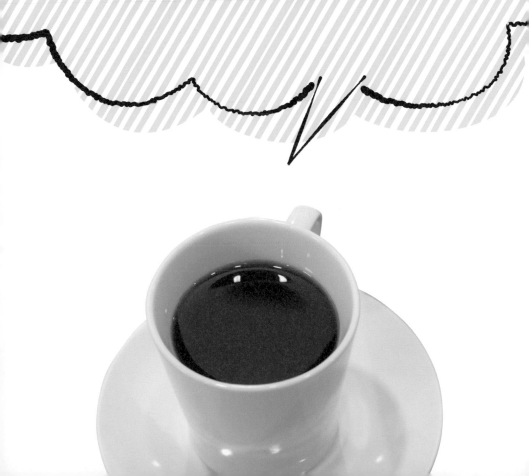

您是否覺得「不管做什麼都瘦不下來」呢？

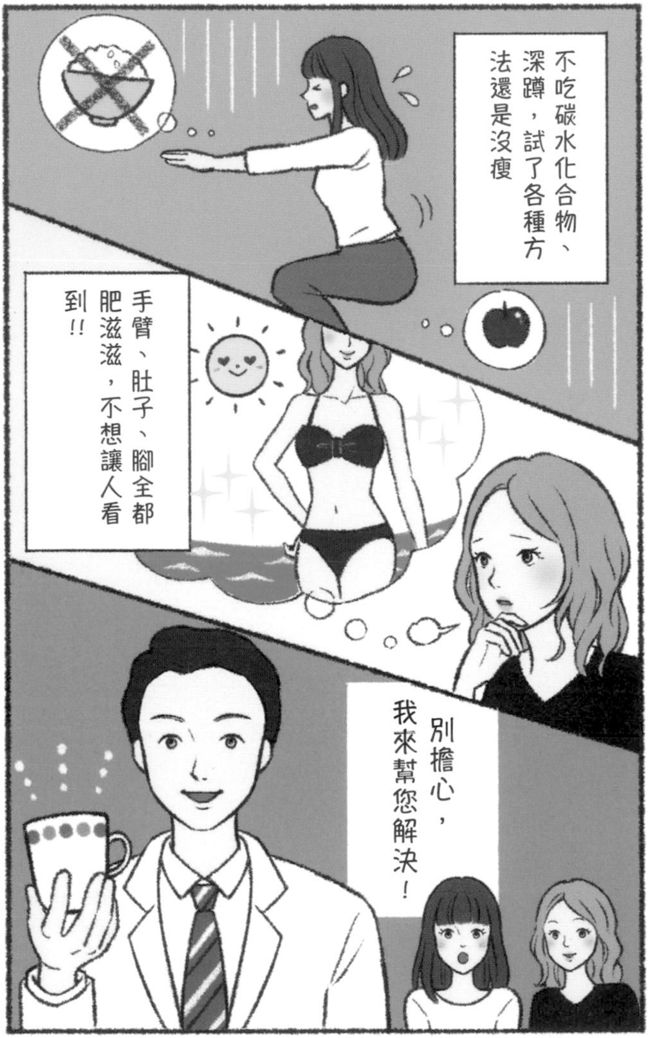
不吃碳水化合物、深蹲，試了各種方法還是沒瘦
手臂、肚子、腳全都肥滋滋，不想讓人看到!!
別擔心，我來幫您解決！

手臂、肚子、下巴、臀部、大腿……回神過來才發現，原來這麼多部位都肥滋滋的，**完全瘦不下來！**抱持著這種煩惱的人應該很多吧？

我在擔任住院醫師時，也曾有過相同的煩惱。現在想來，原因就是出在作息不正常……又忙又睡不飽，而且飲食方面多半選擇垃圾食物，還吃得又快又急，或是暴飲暴食。再加上運動不足，這也是一個很重要的原因。

當然，把這些原因逐一擊破也許就能瘦了，但改變生活是非常困難的。

不是大幅改變生活，而是藉由某種輕鬆的方式瘦下來。

這應該是任誰都有過的想法吧。

我所發明的綠茶咖啡，是將**綠茶與咖啡以一比一的比例混合而成**，實現您「想要輕鬆瘦身」的願望。

爲什麼綠茶咖啡可以瘦身？

在各位讀者之中，應該有人會想：「只是把綠茶與咖啡混在一起喝，怎麼可能就會瘦下來啊？」

「綠茶咖啡可以瘦身的理由」大致可分成以下三點：

①咖啡、綠茶各自有瘦身效果

②可以均衡攝取兩者的營養成分

③兩者的優點可補足彼此的缺點

也就是說，「綠茶咖啡」是最強的瘦身飲品！

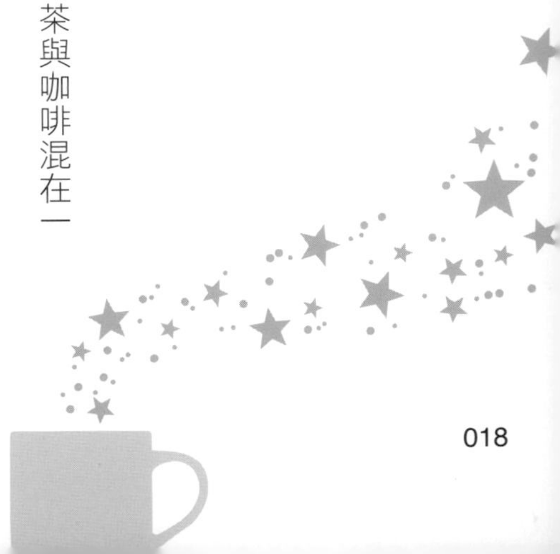

綠茶咖啡可以瘦身的理由

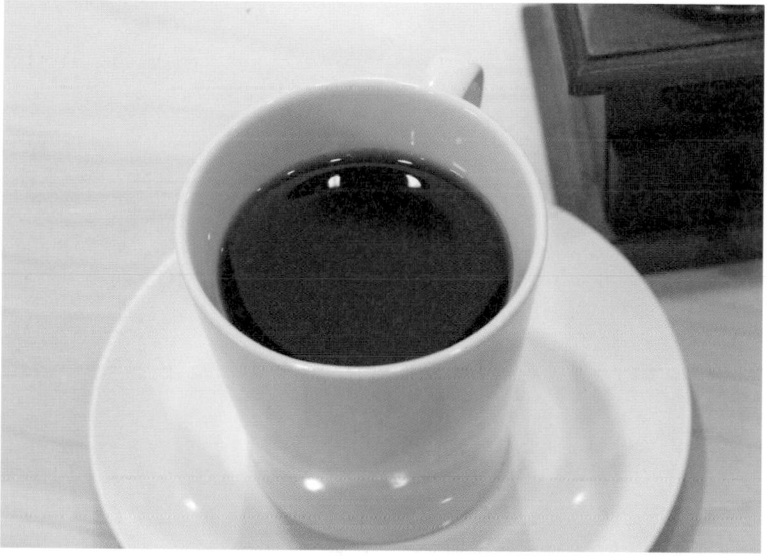

① 咖啡、綠茶各自有瘦身效果

② 可以均衡攝取這兩者的營養成分

③ 兩者的優點可補足彼此的缺點

利用咖啡因×綠原酸×兒茶素就能瘦！

會瘦的原因①

咖啡、綠茶各自有瘦身效果

「綠茶咖啡」最重要的一點是，**咖啡與綠茶都有「咖啡因」成分，再加上咖啡中的綠原酸，以及綠茶的兒茶素，相輔相成，便能提高燃脂效果。**

應該有人會想：「這樣的話，只喝咖啡或只喝綠茶也能瘦吧？」

不過，您會想一天喝三次黑咖啡嗎？因瘦不下來而感到苦惱的人本身就喜歡甜食，不敢喝黑咖啡的也大有人在。

不敢喝黑咖啡的人，會選擇拿鐵咖啡、咖啡歐蕾之類含有牛奶的咖啡。但其實這就是一大陷阱！

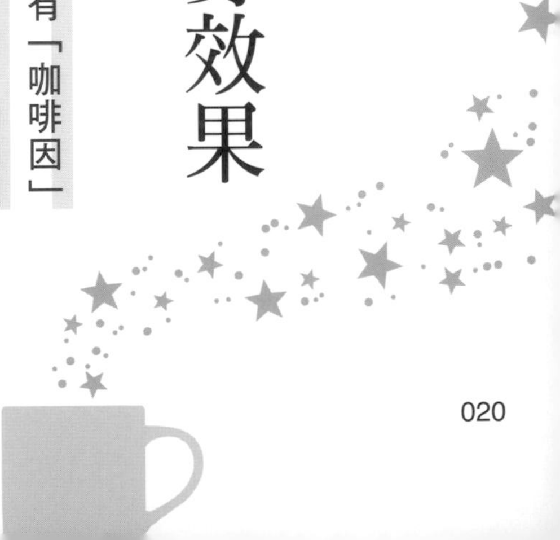

咖啡中有助瘦身的物質綠原酸，**會因為牛奶的介入，使得身體的吸收率下降。**

也就是說，綠原酸容易與蛋白質結合，若將牛奶加入咖啡，綠原酸便會與牛奶的蛋白質「酪蛋白」結合，導致身體的吸收程度下降。

因此，**想要讓綠原酸完全發揮力量，建議喝黑咖啡才有效。**

而如果將綠茶加到咖啡中，則會使咖啡的苦味變得柔和，不敢喝黑咖啡的人也能順利入口。

這就是「綠茶＋咖啡」為什麼那麼重要的原因！

也能解決「喝太多咖啡會睡不著」的問題！

會瘦的原因❷

可以均衡攝取兩者的營養成分

「我一喝咖啡就會睡不著耶……。」

我懂，也正因為如此，我才要推薦給您「綠茶咖啡」！

一百毫升的綠茶，含有的咖啡因為二十毫克；而一百毫升的咖啡，咖啡因則有六十毫克。馬克杯一杯的量大約是二百五十毫升，假使一天喝三杯咖啡，就攝取了四百五十毫升的咖啡因。

然而，如果飲用「綠茶咖啡」，總咖啡因量則是三百毫克，比起只喝咖啡的量還要少。而且，根據歐洲食品安全局（EFSA）的說法，建議成人每日的咖啡因攝取量不要超過四百毫克，**因此不用擔心飲用「綠茶咖啡」會攝取過多咖啡因。**

另外，茶的成分之一「茶氨酸」會帶來放鬆效果。也就是說，綠茶咖啡中的茶氨酸能夠緩和咖啡的咖啡因所帶來的提神、增加警覺效果！由於攝取咖啡因會使得交感神經活躍，造成壓力性暴食等，所以茶氨酸的放鬆效果會更顯著。換句話說，**同時飲用這兩者，將會緩解多餘的影響，如此便可均衡攝取。**

順帶一提，綠茶以外的茶類也含有兒茶素及茶氨酸。於第三章所介紹的食譜中，也會介紹綠茶之外的茶×咖啡的搭配，請各位讀者找找看自己喜歡什麼樣的口味。

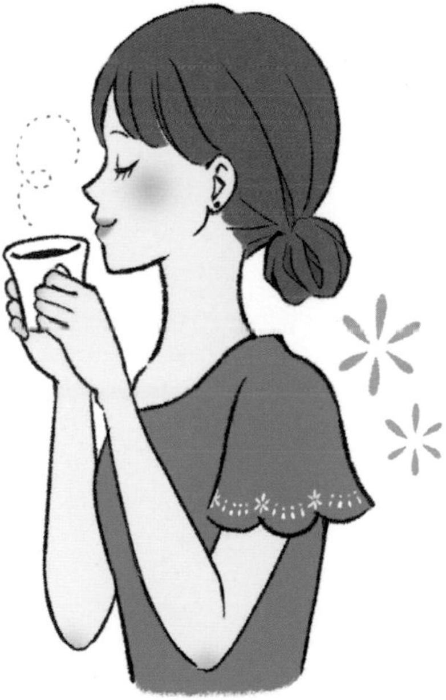

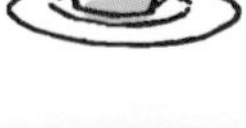

一起飲用，效果加倍！

會瘦的原因③

兩者的優點可補足彼此的缺點

而且，同時飲用綠茶與咖啡可以**配合各自成分的體內濃度，能夠期待它的加乘效果。**

首先，咖啡中有助瘦身的「綠原酸」會抑制飯後血糖值的上升；另一方面，咖啡因卻會使血糖值暫時升高。

不過，在此若加入綠茶，兒茶素裡的**「表沒食子兒茶素沒食子酸酯」會減少來自小腸的醣類吸收量，而抑制血糖急遽上升。**所以飯後血糖值不易上升，更有助於瘦身。

混在一起喝就能補足缺點

混合綠茶與咖啡，正面效果加倍，

而且還能抵消負面效果。

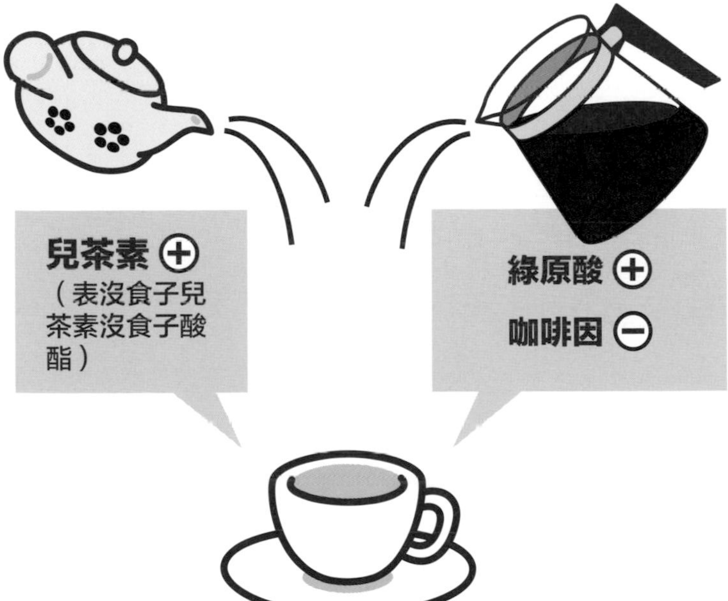

喝很多咖啡或綠茶的人比較沒那麼胖?!

咖啡、綠茶的瘦身效果

我們已經知道，大量攝取咖啡與綠茶的人比較不會胖。舉個例子，咖啡攝取量最高的是盧森堡，其次是芬蘭，第三名則是丹麥，這些國家的國民肥胖程度是20%上下，在先進國家當中是比例較低的。

而說到大量飲用綠茶者，便是茶之故鄉靜岡縣的縣民了。靜岡縣民之中，有許多人一天會喝三到四次綠茶。他們的特點如下：

- 代謝症候群患者（metabolic syndrome）為全日本最少（特定健康檢查的結果）
- 二〇一五～二〇一六的都道府縣別健康壽命排行的平均值，

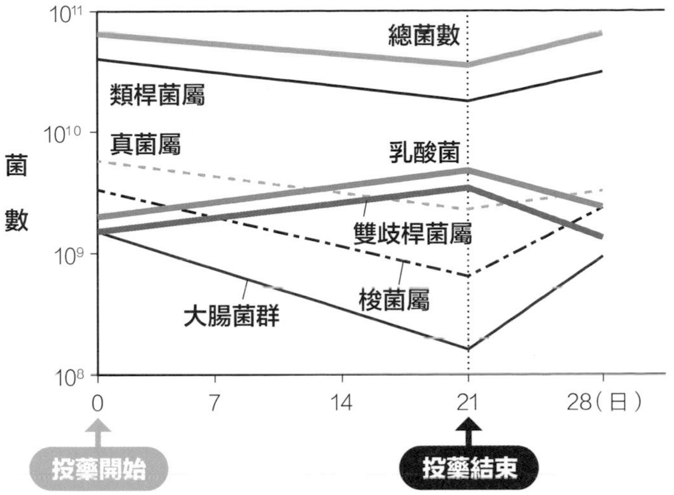

一天給予三次兒茶素 100mg 的結果（相當於煎茶 5 ～ 6 杯的份量）。持續攝取兒茶素，雙歧桿菌屬等好菌增加了，而梭菌屬等壞菌則減少了。（Annals of Long-Term Care;6, 43, 1998）

男性為全日本第三名，女性則是整體第二名……從這資料來看，靜岡縣民可說是「不易肥胖，而且健康又長壽」。

一般認為，之所以不易肥胖，是由於喝茶的關係。攝取了茶的兒茶素，就會活化脂肪代謝。藉由持續飲用，就能增加腸道好菌，減少壞菌＝調整腸道環境，也因此能打造易瘦體質。

茶×咖啡是在全世界皆受到熱愛的飲品

——茶+咖啡的好喝減重法

當我建議病患可以喝綠茶咖啡幫助減重，大家的反應多半是「感覺很難喝耶！」但其實，以綠茶咖啡為首的茶×咖啡的飲品，在全世界可說是行之有年。

眾所皆知的就是香港的鴛鴦奶茶。混合了咖啡和紅茶，廣受上流人士到平民百姓喜愛。雖然有不少喝法是加入了煉乳或砂糖，但很多人也會為了養顏美容而不加煉乳或砂糖。

而美女眾多的越南，原本就是經常喝咖啡的國家。在越南，會將茶攙入咖啡飲用。蓮花茶中的黃酮類化合物能促進血液循環，而且解毒及減重效果相當優秀，可說是非常棒的喝法。

另外，在英美等地也掀起美容風潮，將綠茶做為一種風味茶來飲用。

但因許多人不習慣喝綠茶，在這種情形下，就以咖啡攙著綠茶飲用，茶×咖啡的搭配成了主流喝法。

實際調一杯來喝就知道了！茶與咖啡以一比一的比例調配，聞來有茶香，又能嘗到美式咖啡的味道。對於不怎麼敢喝咖啡的人來說，也是一款非常容易入口的飲料。

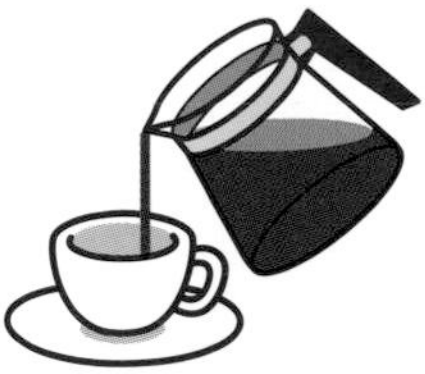

作者本身也只靠飲用綠茶咖啡就減重成功！

——成功減掉25公斤的經驗談

就如我在「前言」提到的，我自己也是透過綠茶咖啡減重成功的人。但是，一旦我提到自己「只靠喝綠茶咖啡就瘦下25公斤」，大家都一定會反問我：「您真的沒有做其他努力嗎？」

是的，我真的沒有做其他的努力！

開始減重時，是我還在糖尿病內科擔任住院醫師的時候。就如大家所知，這份工作一點也不輕鬆。坦白說，甚至連好好吃飯的空閒都沒有。

另一方面，這份工作也需要長時間站立，由體力來決勝負。

因此，我起初就沒想過要由「控制飲食」及「運動」來讓自己瘦下來。為了要好好工作，要補充體力就得吃；比起運動，我更想好好倒在床上睡一覺。

正因如此，我便開始執行「只要喝就好」的綠茶咖啡減重法。

我當時只要求自己做到以下兩點：

1：一天喝三杯綠茶咖啡

2：早上量體重

光只是這樣，我的體重數字就一直往下掉了！

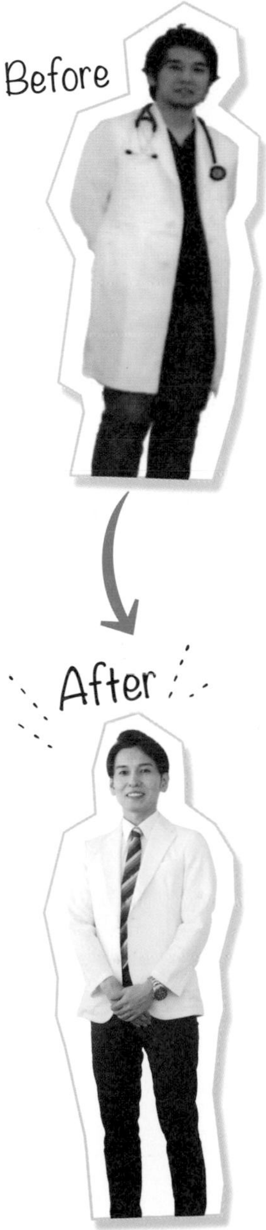

專欄 1

「興趣」也有助於減重

根據英國倫敦大學學院（University College London）的戴林博士（Dr. Devlin）的調查，看音樂劇跟做大約30分鐘的運動一樣有助健康。

觀察正在看音樂劇的觀眾的心跳脈搏和大腦活動等，會發現心跳脈搏和平常比起來增加了50～70％。這與專業網球選手在競賽中打上一回合球時的心跳脈搏次數相近，可得到近似運動的效果。

進行此項研究的戴林博士表示，劇場的表演會適度刺激心臟，有著與做有氧運動相同的健康效果。其他研究則指出，如果聆聽現場演奏，心跳脈搏數會增加。減重中的人若能去看LIVE表演或音樂劇，從減重效果來看，可說是一兼二顧。

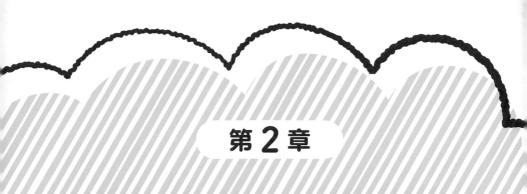

第 2 章

作者本身也從「胖子醫生」變身為「帥哥醫師」！綠茶咖啡的原則

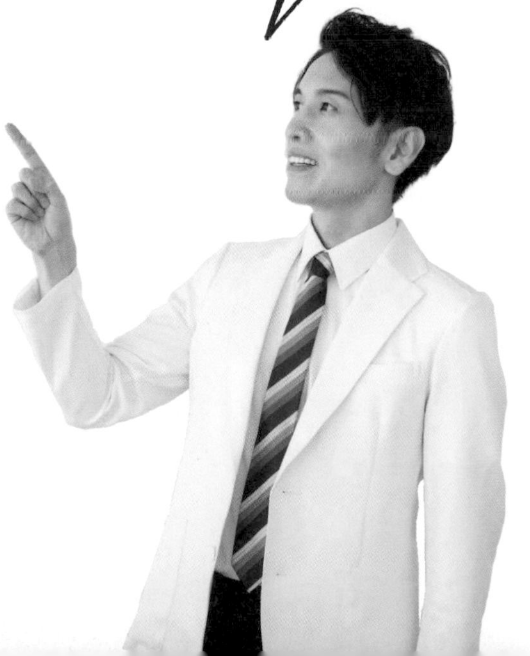

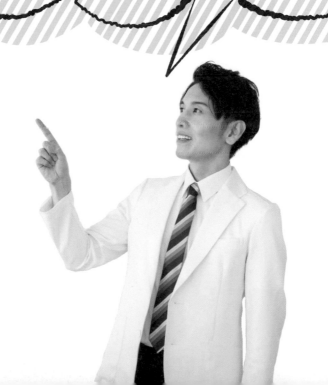

對於前來減重門診的患者也都有效!!

有成效的患者多達一百位以上

體重在短時間內就有變化，讓我更確信綠茶咖啡有其效用，並也試著讓患者試著喝綠茶咖啡來減重。

目前為止，嘗試過綠茶咖啡減重法的患者超過一百人。每人平均一個月就瘦6.2公斤！

我自己指導病患使用這項減重法時，也有個令我驚訝的經驗，那就是二〇一七年十月因大腿骨折而接受手術的患者。

在前面的Before & After（第8頁）所介紹的患者，是從二〇一八年起在我的診所嘗試綠茶咖啡減重法。他術後完全無法運動，但來我們診所後，只花了一個半月就減掉了7公斤，體脂肪也降低

無法運動的患者也瘦下來了！

DATA

	減重前	減重後
體重	84.7kg	77.4kg
體脂肪	20.5kg	16.1kg
體脂肪狀態	過多	良好
BMI	過重	標準
軀幹脂肪	11.2kg	8.4kg

了！

根據身體組成分析儀顯示，腹部（軀幹）的內臟脂肪明顯減少，而血液檢查也顯示血糖值、脂肪、脂肪肝等指數回到了正常值。

在無法運動的狀態下，卻能減少腹部脂肪的成功案例很少見；特別是沒有改變飲食習慣，光只是喝綠茶咖啡，脂肪便從腹部開始一直減少。

除了「飲用」之外，沒有其他困難的守則

不需要運動跟控制飲食！

透過我與患者們的例子就可知道，綠茶咖啡減重法是

不需要運動、控制飲食的！

改變平日的飲食、生活習慣的減重法，是無論如何都無法長久持續下去的。這點從我本身的經驗，以及身為指導患者減重的減重門診醫師、看著患者成功減重的經驗來看，是無庸置疑的。

因此，我盡量尋找不改變平常的生活就能成功減重的方法，最後想出了綠茶咖啡這項方式。

我想要告訴讀者以下三點：

請不要硬是去運動！

請不要硬是減少食量！

請一天飲用三杯綠茶咖啡！

祕訣就是堅持下去，一旦有成效，就持續相信下去。

只要這樣，您的身體就會有所改變。

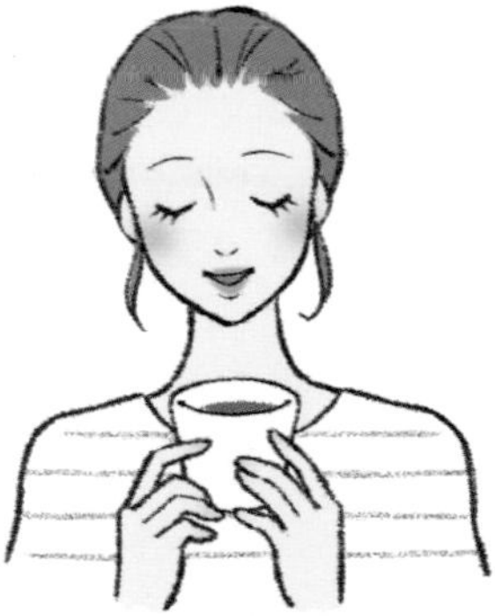

只要用一比一的比例混合

綠茶咖啡的基本款食譜

綠茶咖啡基本款就是把綠茶與咖啡以一比一的比例調合而已。一次的份量就是一杯茶杯，非常簡單。

順帶一提，若說是一杯茶杯會覺得不大明確，我建議是一杯馬克杯的份量。

一杯馬克杯平均是二百五十～三百毫升的程度。

綠茶咖啡減重法，也可以說是「替換水分的減重法」。不是喝甜甜的果汁，而是飲用綠茶咖啡，本身就有助減重，所以我推薦用相對於茶杯，份量較大的馬克杯來充分飲用。

綠茶咖啡基本款

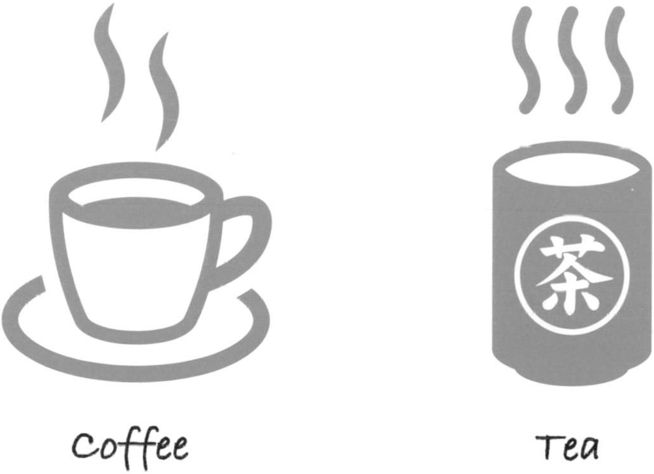

1 : 1

- 1 次的份量是 1 杯馬克杯
- 用大一點的馬克杯在吃飯之前充分飲用，也能避免吃太多食物

有一定的產地或是烘焙方式嗎？

最適合減重的咖啡是什麼？

綠茶咖啡若以市售商品或即溶粉沖泡來飲用也行。而自行調配的話，若能注意以下幾點則會更有效果。

◆咖啡選擇淺焙較好

咖啡的綠原酸一烘焙就會減少。**也就是說，比起深焙，淺焙的咖啡更適合減重。**

但是，咖啡除了綠原酸之外，也有其他各式各樣的營養成分在其中，所以覺得好喝、能持續喝下去才是最重要的，喜歡深焙的話也沒有關係。

基本的咖啡沖泡方式

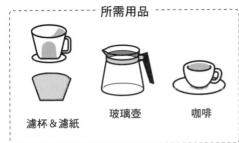

所需用品

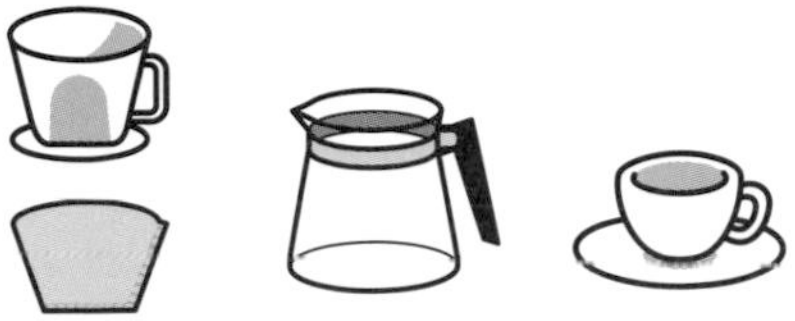

濾杯＆濾紙　　玻璃壺　　咖啡

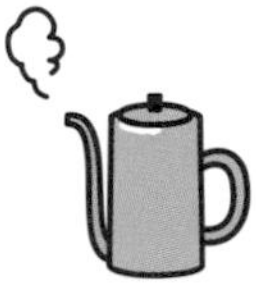

1. 水沸騰後關火。待水面停止冒泡，約 95℃左右是最適合的溫度。

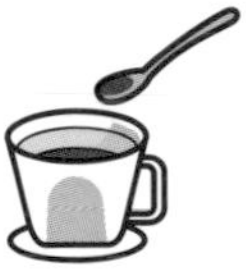

2. 將濾紙貼合於濾杯中。咖啡粉 1 杯份約 10g，將粉加入濾紙後鋪平。

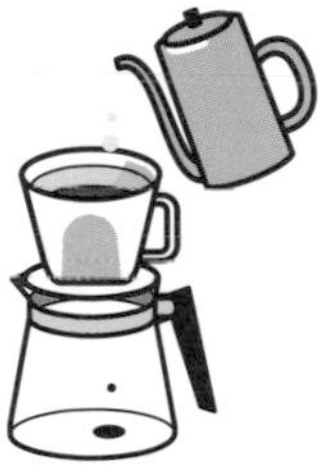

3. 倒入一些熱水，讓咖啡粉濕潤，蒸 20 ～ 30 秒。

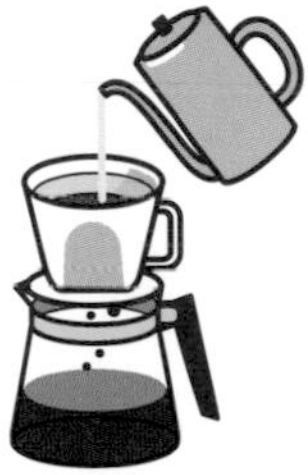

4. 以咖啡粉的正中央為中心，如畫圓圈般注入熱水。因咖啡粉會膨脹，待膨脹消掉，再持續注水。用玻璃壺上的刻度來測量，到剛好的份量（1 杯份）時，撤去濾紙。

5. 濾紙要在咖啡渣尚未掉落前撤去，這樣咖啡才不會有雜味。接著，將咖啡倒入咖啡杯即可。

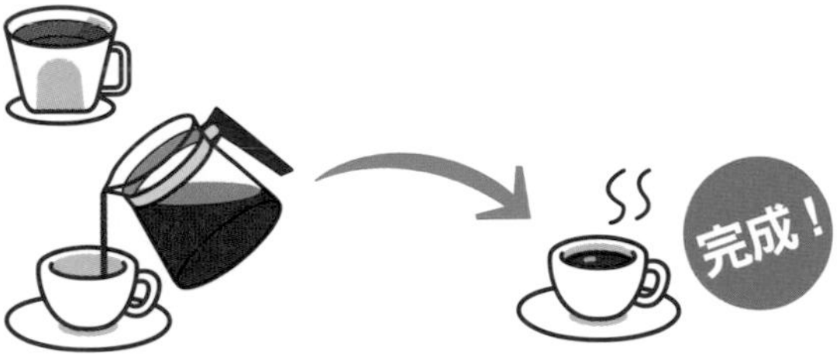

有最適合減重的茶嗎？

綠茶咖啡減重法是可以調整的。也就是說，就算不是綠茶，各式各樣的茶都有助減重。

不過，研究報告仍屬綠茶為多數。

其中，有著均衡的兒茶素與茶氨酸，並且和咖啡風味相配的就是煎茶了。

所謂煎茶，就是將常見的綠葉與茶莖焙乾製成的茶。玉露等種類因澀味減少，兒茶素較少、茶氨酸較多；抹茶則不太算平常就會飲用的茶。

基本的泡茶方式

所需用品

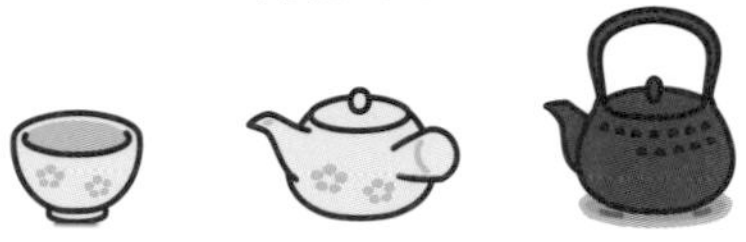

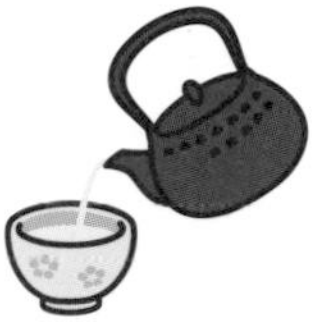

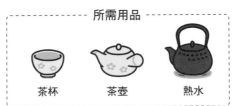

1. 將已沸騰的熱水注入茶杯後，放涼至剛好的溫度。若是煎茶，用 70 ～ 80℃的水沖泡；番茶❶或焙茶則是用 100℃的水。

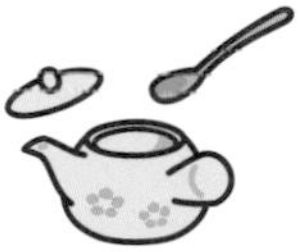

2. 將茶葉放入茶壺。2 人 8g（是 1 杓滿滿大茶匙的程度）恰好。

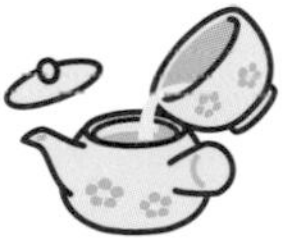

3. 冷卻的熱水倒入茶壺，不要蓋上蓋子，等茶葉展開。大約是 45 秒～ 1 分鐘的時間。

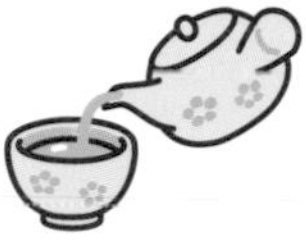

4. 最後將茶壺裡的茶全部倒入茶杯即可。這就是茶喝起來美味的要點。

因此從兒茶素與茶氨酸的均衡、容易入口的程度、容易使用的程度這些面向來看，我最推薦的是，一般所說的綠茶＝煎茶。

順帶一提，泡茶的訣竅就是用80度以上的熱水沖泡。

80度以上的熱水能夠讓茶葉釋出較多的兒茶素，更能提高減重效果。

❶番茶為烘焙茶的一種，以摘收煎茶用茶葉後，剩下葉子較大的部分製成。

原則上一天最少喝三杯，並在飯前飲用！

基本的飲用方式為「一天喝三杯，在吃飯之前喝」。因為咖啡會提高抑制飯後吸收高血糖或脂肪的效果，所以要在飯前飲用。

當然，不只是在飯前飲用。光只是在喝咖啡時，將咖啡換成綠茶咖啡來喝就有效了。

比方說，工作時改喝綠茶咖啡。

小口小口喝著綠茶咖啡，咖啡因能振作精神，綠茶的茶氨酸也可紓緩壓力。

於飯前飲用的同時，也能在其他時間喝綠茶咖啡。這樣就能抑制食慾，節制飲食了。

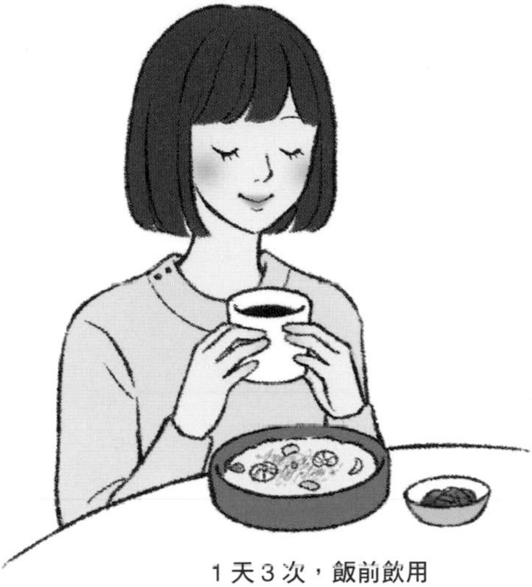

1天3次，飯前飲用

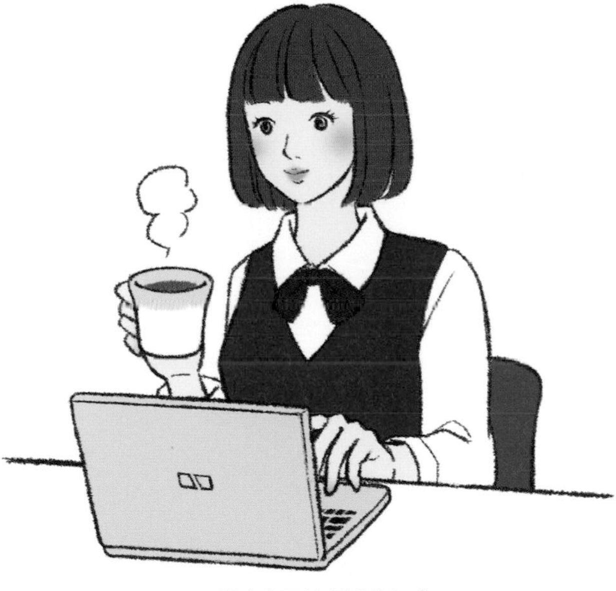

口渴時也可以喝綠茶咖啡

還有還有！

綠茶咖啡的效果

綠茶咖啡所帶來的良好影響，可不只有瘦身。
馬上就能想到以下這些優點：

・咖啡因振作精神的效果，可以讓人集中精神於工作上

咖啡因的提振效果，會在攝取咖啡因後的一個小時達到最高峰。在早餐前、午餐前飲用，就算吃了東西後血糖會上升，在您想睡的時候，咖啡因便會發揮提振精神的效果，讓人不會產生睡意，能夠將注意力集中於工作上。

綠茶的兒茶素有助養顏、美白！

綠茶兒茶素有高抗氧化的作用。

而且還有令人驚訝的養顏美白之效。

可預防蛀牙及感冒！

另外，綠茶的兒茶素吸附性強，因此可以抑制口中的蛀牙菌繁殖，並防止口臭。若以綠茶漱口，兒茶素會吸附病毒的「刺突」（spike），防止病毒入侵體內。另外，飲用綠茶，兒茶素進到腸內就會黏附壞菌，並將之剷除。

也就是說，只要飲用綠茶咖啡，除了瘦身之外，還能提高注意力、令人神清氣爽、讓皮膚白皙漂亮，有著這麼多超棒的優點呢！

重點是每天持續下去！

綠茶、咖啡用即溶粉或市售品都ＯＫ！

沖泡咖啡很麻煩耶！

對於有這樣想法的人，**其實選擇即溶咖啡也沒有問題**。

咖啡所帶來的效果就是咖啡因及綠原酸。

其實，**跟一般咖啡比起來，即溶咖啡中這些成分的量幾乎沒有改變**。

因此，即溶咖啡也好，自己沖的咖啡也罷，效果差不多。

與其覺得麻煩而無法繼續下去，持續才是真正的關鍵。

這代表著，**茶也都有兒茶素及茶氨酸，不管是飲料機的茶，或是市售瓶裝的茶都沒有關係。**若以兒茶素含量多寡來衡量，綠茶為佳，而紅茶、焙茶，或是烏龍茶、普洱茶也都可以飲用。含有**兒茶素、茶氨酸的話，無論什麼茶都行。**

總之，可以輕鬆地持之以恆飲用，才是最重要的關鍵。

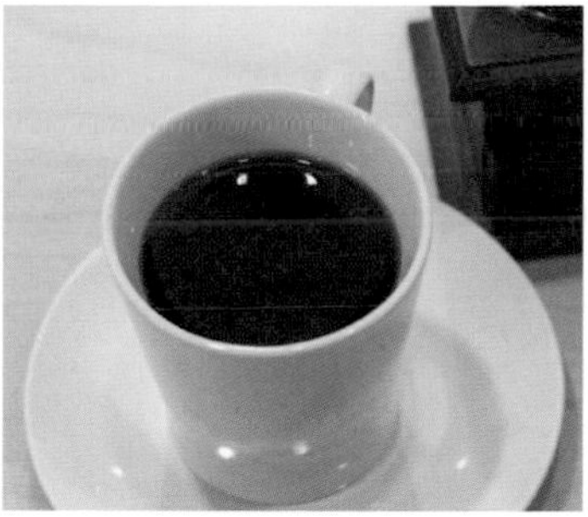

過了三天體重根本沒變！

持續一週到十天，體重就會開始一直下降了

我讓患者們試著飲用綠茶咖啡後，也有人會跟我說：「醫生，這方法行不通，我完全沒有瘦下來啊！」

對於這樣的患者，我會傳達以下兩點：

- 請確實飲用綠茶咖啡一個星期
- 早上量體重

如果能做到這兩點，大約自第一個星期開始，很有趣地，體重就會逐漸下降了。

量體重的最佳時間點，是早上起床上完廁所之後。由於前晚吃的食物已經消化，早上量的體重才是最正確的體重。

還有，我也建議大家以圖表的方式來記錄體重。這樣便能知道每天的體重變化，自然會意識到體重。

順帶一提，**以「一天減掉50克」的步調來進行減重，最為理想。**如此，一個月就能減去1.5公斤，三個月就能減去4.5公斤。一星期要瘦1公斤，雖是稍微困難的目標，但想成是「一天瘦145克」，**每天早上確認體重就好。**

刊載於92～93頁的圖表，與我在診所使用的圖表相似。請務必記錄自己的體重喔！

不能喝太多綠茶與咖啡？

有慢性病的人要怎麼辦才好呢？

或許讀者會有「如果是有高血壓之類的慢性病患者，可以喝綠茶咖啡嗎？」這方面的擔憂。

從結論來看，**是沒有問題的**！

然而，咖啡的「綠原酸」或茶兒茶素之類的「多酚」（polyphenol）還可能有助於抑制動脈硬化。

一般認為，咖啡因能抑制不好的低密度脂蛋白膽固醇（low density lipoprotein cholesterol，LDL）氧化，而且咖啡喝得多，也能降低腦中風的風險。

咖啡攝取量多，發生腦中風的狀況也少

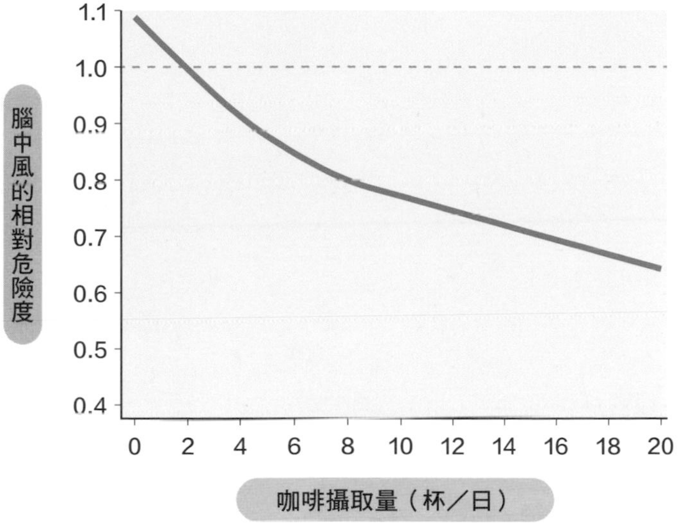

（引用自 Larsson et al, Stroke 2009）

不僅如此，日本國立心血管疾病研究中心也指出，常喝咖啡或茶的人不易罹患糖尿病、動脈硬化程度也較輕微。而常喝綠茶的人得到冠狀動脈心臟病、中風的比例較低，心血管疾病致死率也偏低。

倘若「醫生沒有禁止您攝取綠茶或咖啡」，就請放心嘗試綠茶咖啡減重法看看吧。

讓燃脂效果更上一層樓!!

若配合運動，要在運動前一小時前飲用！

應該也有讀者會想：「機會難得，我想配合運動認真減重！」

其實，運動前飲用綠茶，會活化新陳代謝，在運動時可促進分解或燃燒脂肪。

咖啡也有如此功效，有好幾個報告指出：「攝取咖啡又配合運動，有減輕體重、減少內臟脂肪與皮下脂肪的效果」。也就是說，咖啡會更為提升運動的燃脂效果。

重點就在於，要在運動前一小時飲用。

當我們喝進咖啡或綠茶，其咖啡因和綠原酸會在一到兩個小時後在血液中達到高峰，差不多四個鐘頭後，便會排出體外。因此，**建議在運動前一小時飲用綠茶咖啡，有助瘦身。**

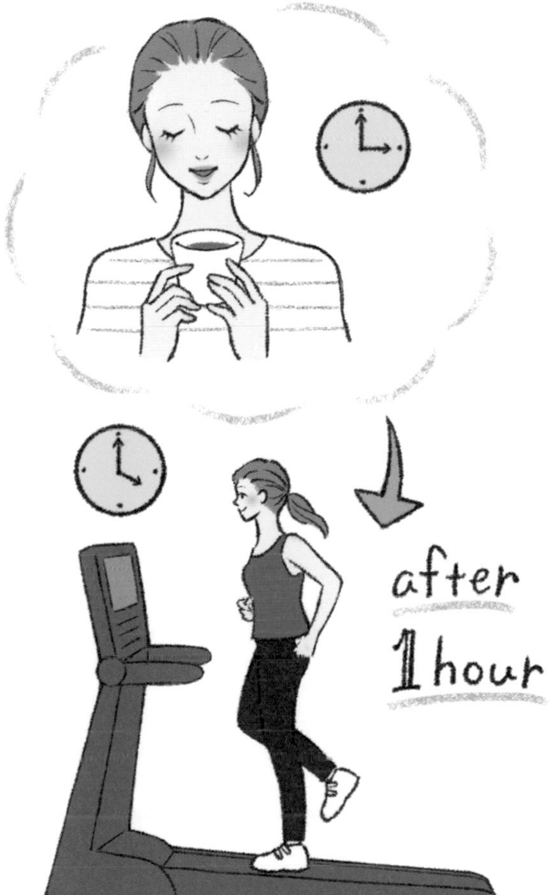

在運動前１小時喝，效果更加提升！

專欄 2

利用瘦身荷爾蒙「脂聯素」讓減重更輕鬆

在接下來的第三章，我將會介紹飲品的調配食譜，如「豆渣粉」。在豆渣粉裡頭，含有許多會增加「瘦身賀爾蒙」的「脂聯素」（adiponectin）的成分，因此具燃脂效果。當您飲用綠茶咖啡，再加上留心選擇增加「脂聯素」分泌的飲食，會對減重更加有效。

一般來說，除了豆渣粉之外，鯖魚所含有的「EPA」或鮭魚、蝦子、螃蟹之類蘊含的「蝦青素」（Astaxanthin）、納豆或海藻富含的「鎂」，皆有助於脂聯素的運作。

水果的話，臺灣香檬裡的川陳皮素（nobiletin）也是能確實增加脂聯素的成分。請多加食用。

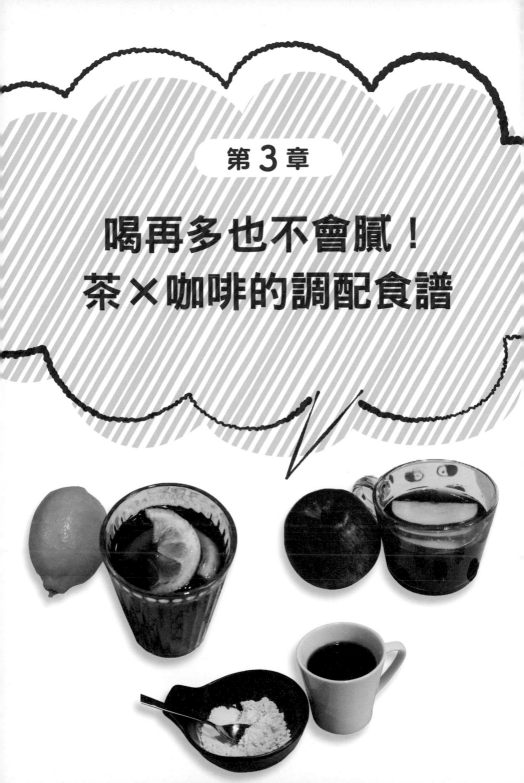

第3章

喝再多也不會膩！茶×咖啡的調配食譜

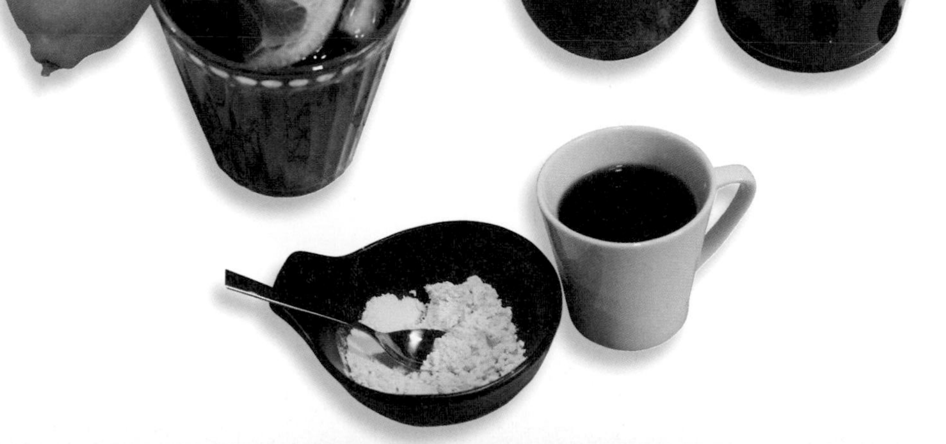

Recipe 1

冰綠茶咖啡

熱天也能喝得津津有味的減重飲品

綠茶咖啡一定要喝熱的嗎？很常有人問我這個問題。

熱咖啡比較能讓咖啡因或綠原酸有效被吸收，因為內臟溫暖，就會增進代謝，所以比冰咖啡好。

雖說如此，**其實就算是喝冰的，基本上減重效果也不會有太大的改變。**

我還是要再說一次，持之以恆才是減重的關鍵。

就依自己的心情或季節來選擇冰飲或熱飲吧！

冰綠茶咖啡的做法

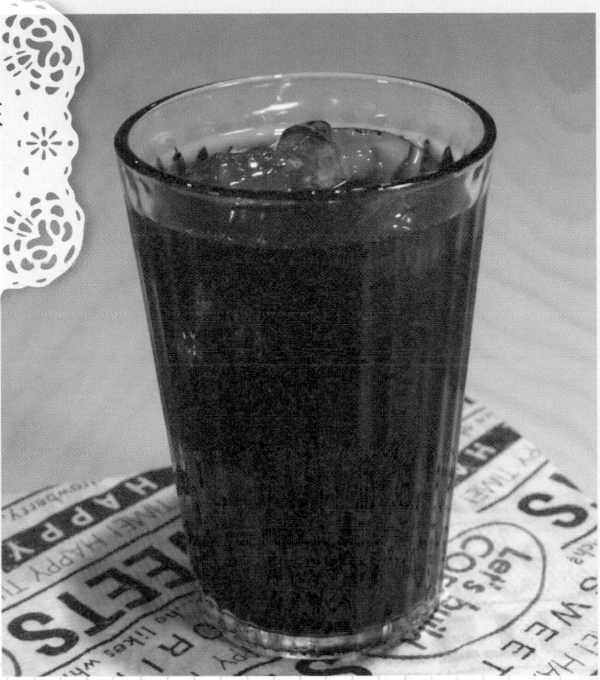

基本做法

① 用一般沖泡方式泡出個人喜好的咖啡。

② 用一般沖茶方式泡個人喜好的綠茶（或是您喜歡的茶）。

③ 將冰塊放入玻璃杯中，以1：1的比例倒入咖啡與綠茶。

point

冰塊較少也不會改變咖啡因或茶氨酸的份量。和熱飲相同的濃淡，以1：1的方式調合，再放入冰箱冷藏也可以。

Recipe

2

好想喝冷飲取代甜點時

草莓茶×咖啡

減重期間，有時候就是會想吃嚐起來甜甜的食物或是甜點吧。像這種時候，我會推薦給大家，喝喝看草莓茶×咖啡這款飲品。

草莓含有以下成分：

- **可促進分解及代謝我們所攝取的糖與脂肪「維他命B群」**
- **排除老廢物質或多餘水分「鉀」**
- **有抑制食慾的效果，以及會讓人有滿足感的「食物纖維」或「水分」**

想要來點時髦感的話，我也推薦這款飲品。

草莓×咖啡的做法

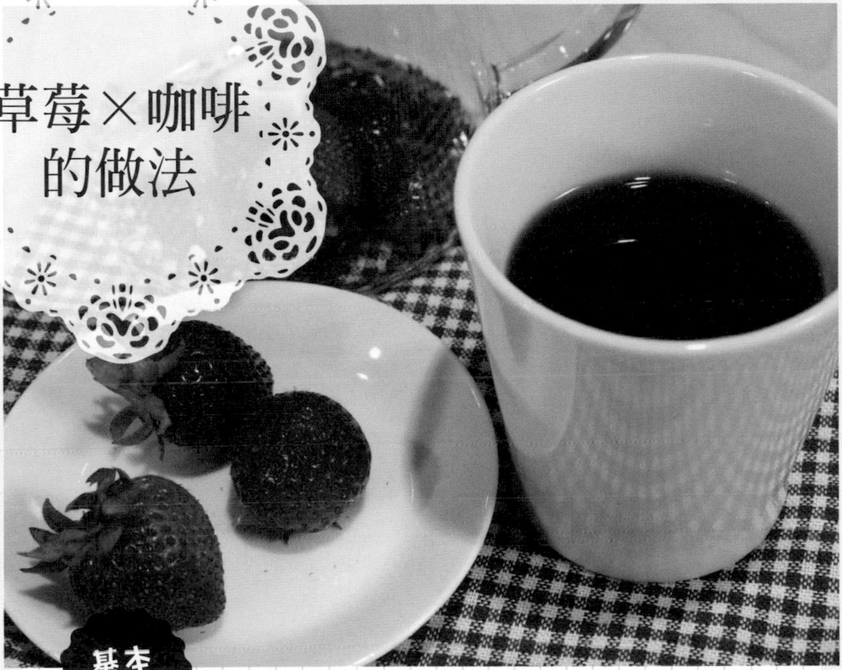

基本做法

① 在茶葉中加入切片的草莓（1～2顆），沖泡您所喜好的茶（推薦紅茶）。

② 用一般方法泡咖啡。

③ 將草莓茶與咖啡以1：1的比例調合。

point

草莓的份量隨個人喜好增減。加綠茶也很好喝，但若搭配紅茶就是容易入口的水果茶。

Recipe 3

有效解決便祕！

蘋果茶×咖啡

減重期間，有時候會覺得排便不怎麼順暢。而這種時候，我建議大家可以吃些蘋果。

蘋果富含**「水溶性」與「不溶性」這兩種膳食纖維，因此整腸效果好，有助排便。**

而且，蘋果不單有助排便，其果膠（pectin）成分還能幫助體內糖分與脂肪排出體外。

另外，蘋果的多酚也有防止脂肪囤積、有助燃脂的效用。

蘋果茶×咖啡的做法

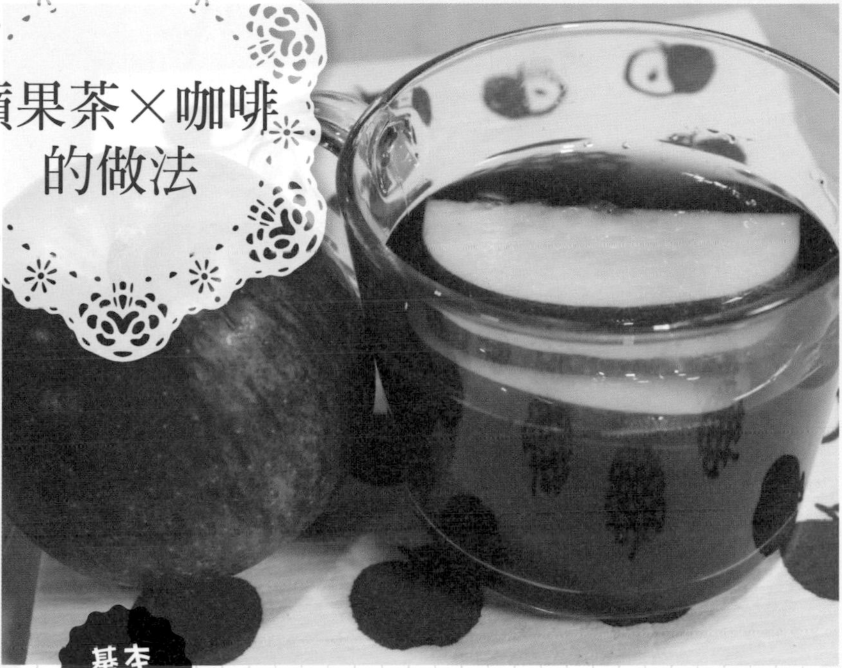

基本做法

① 1杯份的話，將蘋果的4分之1磨成泥，4分之1切片。

② 用一般方式沖泡咖啡與您喜好的茶（綠茶或紅茶之類）

③ 咖啡與茶1：1調合，放入蘋果泥，再放入蘋果片。

point

這款飲品冷熱都好喝。若選擇紅茶或焙茶，會提引出蘋果的甜味，猶如品嘗甜點般。

Recipe 4

焙茶咖啡

想要放鬆時就喝這款！

由於綠茶咖啡是以一比一的比例調合而成，比起只攝取咖啡，有著抑制咖啡因總量的優點。

雖說如此，綠茶中也含有咖啡因，多多少少有助提振精神。

如果在減重期間**覺得焦躁不已，而不小心吃太多，就是身體感到壓力的徵兆。**

這種時候就不要選擇會提振精神的綠茶，我建議選擇可幫助放鬆、茶氨酸含量較高的焙茶，來調製焙茶咖啡。

焙茶咖啡的做法

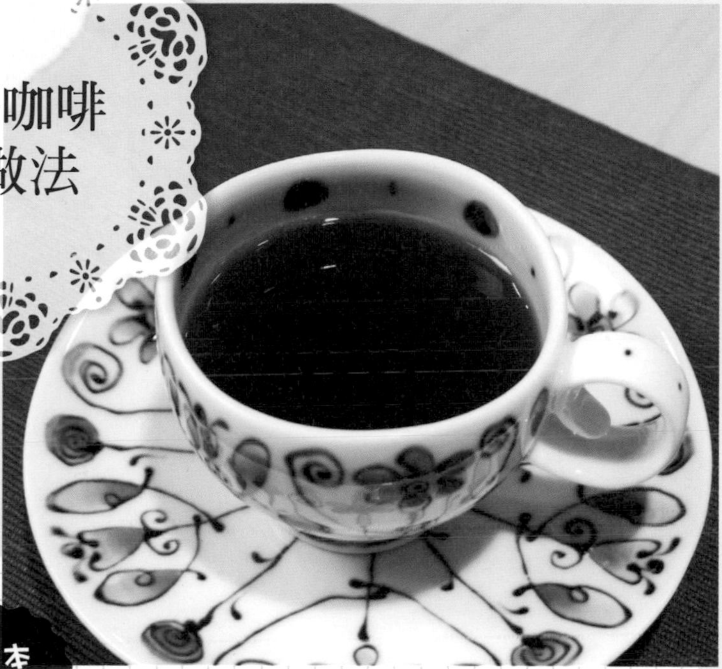

基本做法

① 沖泡焙茶

② 以一般方式泡咖啡

③ 將咖啡與焙茶用1：1的比例調合

point

焙茶份量由個人喜好自由斟酌。
咖啡則比平時份量少一些較好。

Recipe 5

打造美麗肌膚就靠這款！

柑橘茶×咖啡

咖啡或茶原本所含有的多酚有抗氧化的效用，對於養顏美容很有效。然而如果想要更為提高效果，我推薦加入柑橘類。

柑橘類所富含的**維他命C與果酸，除了養顏美容，還能消除疲勞。**熱天喝恰好消暑，是一款清爽的飲品。

柑橘茶×咖啡的做法

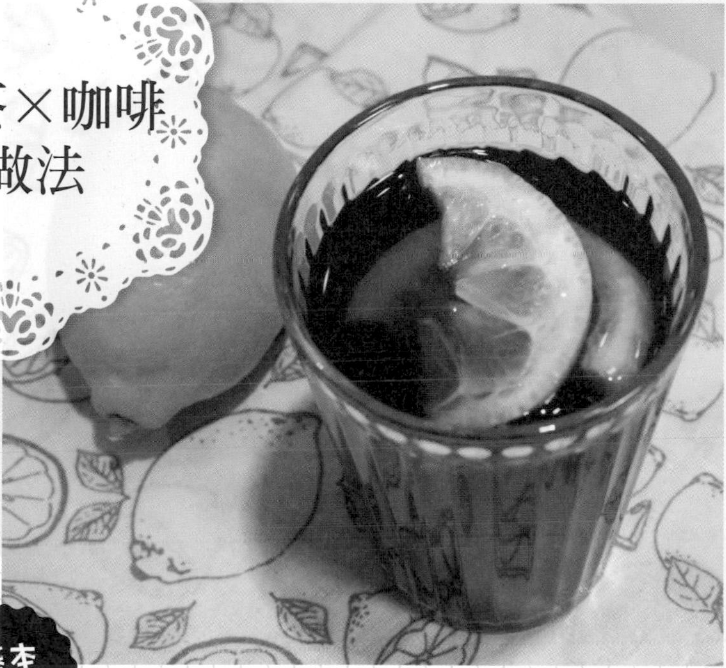

基本做法

① 用一般方式沖泡咖啡與您喜歡的柑橘茶，1：1倒入杯中。

② 加入蜂蜜1～2小匙、檸檬汁1小匙，

③ 切一片檸檬片放入杯裡。

point

美容效果較好的是富含兒茶素的綠茶，但若選用紅茶則容易入口，嚐來溫和不澀。

Recipe 6

推薦給容易水腫的您！

玉米茶咖啡

減重的時候，「水腫」會是想要一起解決的煩惱之一。

尤其一旦改善臉或下半身的水腫狀況，不只外觀會看起來纖瘦，鞋子與褲子的尺寸多半也會跟著改變。

雖然甩掉水腫並不簡單，但我建議大家可以飲用玉米茶。**玉米茶有很強的利尿效果，可幫助體內多餘水分排出，減輕水腫的程度。**

另外，因皮下脂肪而造成皮膚表面凹凸不平的橘皮，水腫就是其成因。要是橘皮跑出來就不易消除。所以，事前預防很重要。而玉米茶對於預防橘皮的效果絕佳。

玉米茶咖啡的做法

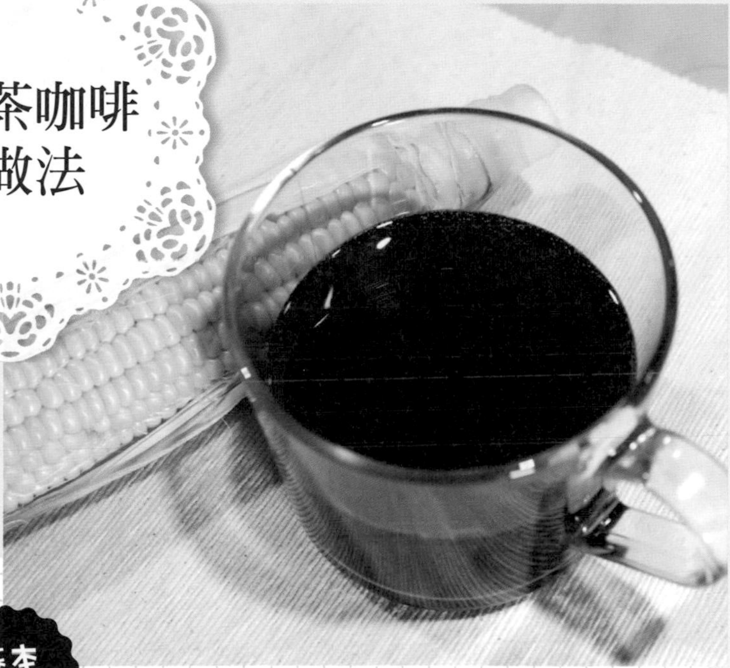

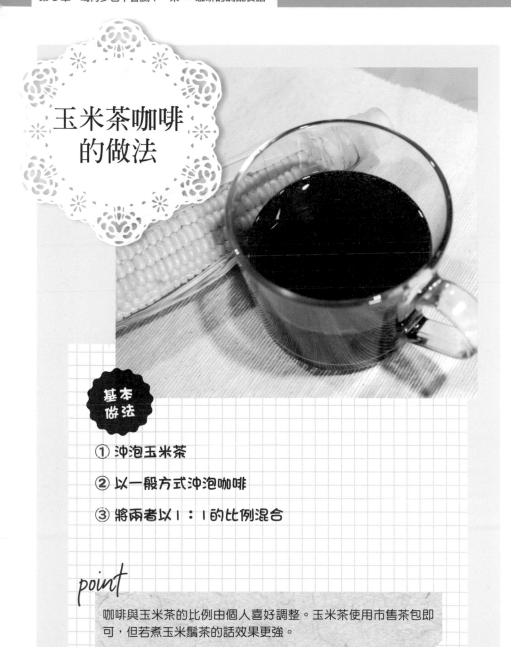

基本做法

① 沖泡玉米茶

② 以一般方式沖泡咖啡

③ 將兩者以 1：1 的比例混合

point

咖啡與玉米茶的比例由個人喜好調整。玉米茶使用市售茶包即可，但若煮玉米鬚茶的話效果更強。

Recipe 7

豆渣粉咖啡

想要更加提升燃脂效果嗎？

在飯前飲用綠茶咖啡，快的人從飲用的隔天起體重就會開始減輕。然而，當您感到面臨停滯期，想要瘦更多時，我建議您可以嘗試加入了豆渣粉的「豆渣粉咖啡」。

在豆渣裡頭，有提高肥胖者分泌較少，**而標準～纖瘦體型的人分泌較多的「瘦身賀爾蒙」脂聯素運作的成分。**由於咖啡也有同樣效用，透過在咖啡中加入豆渣粉，便能提高瘦身賀爾蒙的運作，以及減重效果。

豆渣粉咖啡的做法

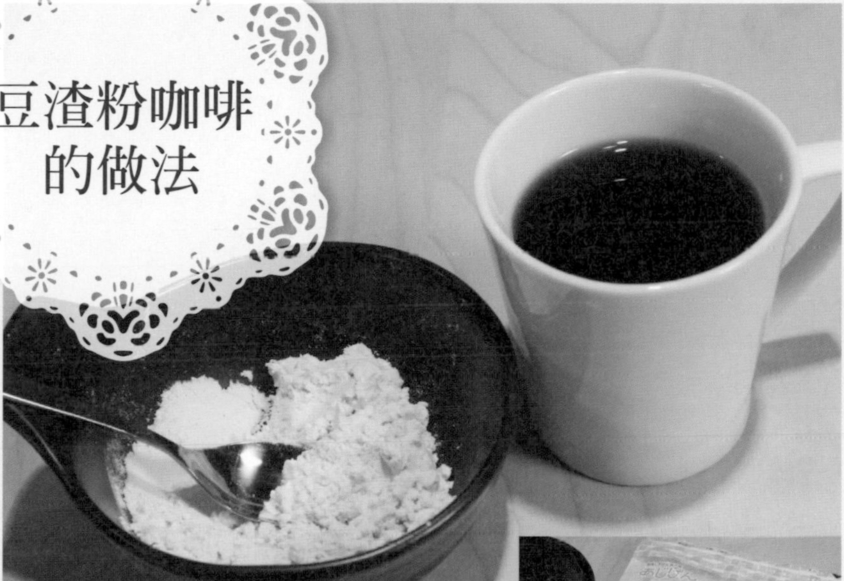

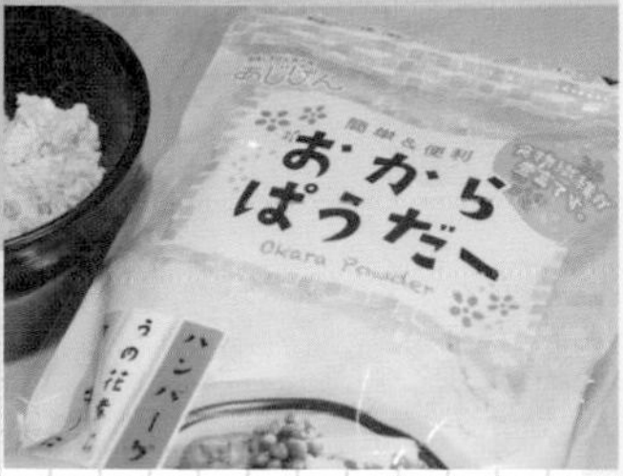

豆渣粉是將豆渣研磨成粉狀，富含食物纖維且低醣。

基本做法

① 以個人喜好的茶與咖啡來製作基本款的綠茶咖啡

② 喝的時候加入 1 匙豆渣粉

point

豆渣粉若含有水分就會膨脹，因此飯前將豆渣粉加到綠茶咖啡裡，就會有飽足感。豆渣粉幾乎沒什麼味道，所以綠茶咖啡也不怎麼會因此走味，一樣容易入口。

專欄 3

當然也推薦大家飲用烏龍茶與普洱茶！

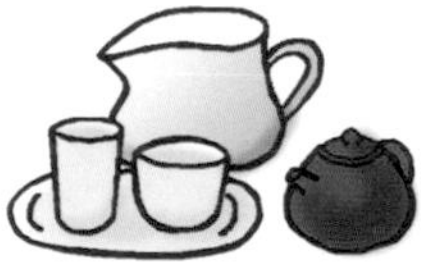

提到有減重效用的茶，許多人應該會聯想到烏龍茶或是普洱茶之類，這些茶當然可以也能運用到綠茶咖啡減重法上。

普洱茶裡的「聚合型兒茶素」是其他茶所沒有的成分，可以阻擋所吃下的食物分解，並且防止身體吸收脂肪。

而烏龍茶中的「聚合型多酚」也富有咖啡因，搭配咖啡的綠原酸，可發揮不輸給綠茶的瘦身效果。特別是吃多油膩食物時，若以這兩種茶來調配茶×咖啡的飲品加以飲用，會相當合適。

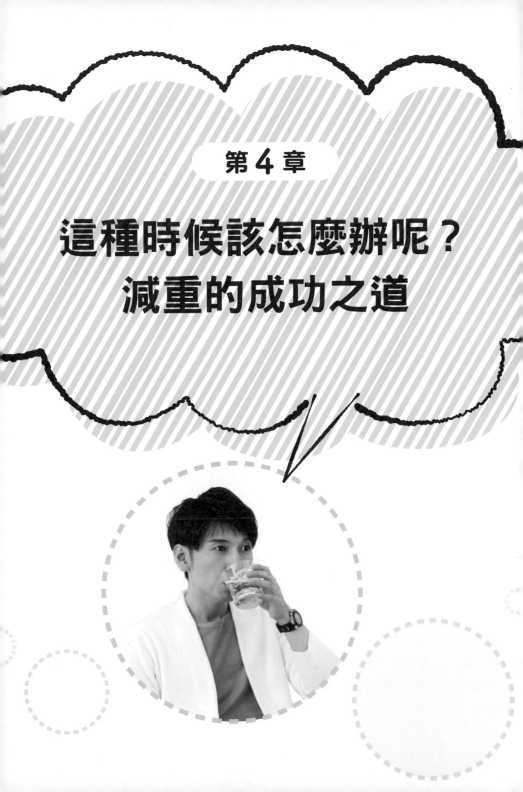

第4章

這種時候該怎麼辦呢？減重的成功之道

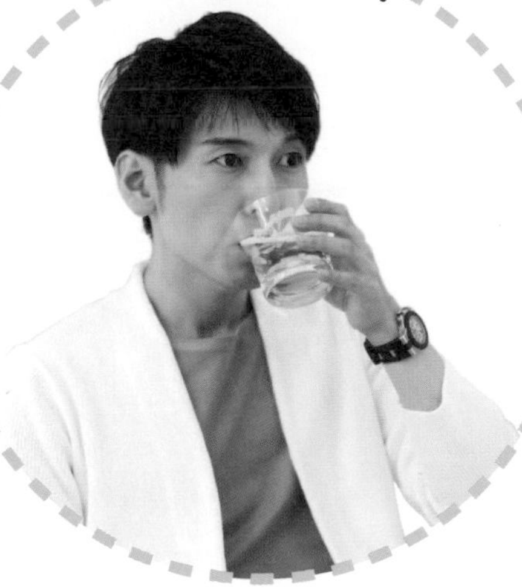

Q

好想吃點心！怎麼辦才好呢？

A

關於吃點心這個問題，**只要有留意所選擇的點心跟吃的時間，就沒有關係。**重點是，要選擇吃了也不容易變胖的點心。以下四點提供給讀者參考，讓您聰明選擇點心。

1. 不要只吃蛋白質，也要一起攝取脂肪與纖維。

蛋白質與脂肪一起食用的話，會比較有飽足感。

因此，吃完點心後再用餐，就

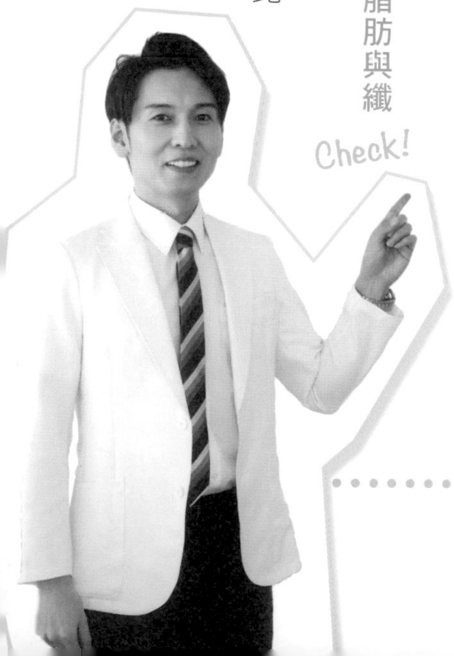

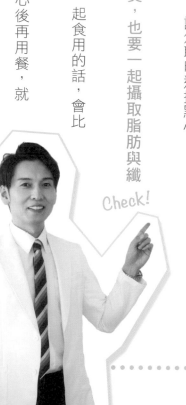

能避免吃太多。例如，與其只吃蘇打餅乾，在蘇打餅乾上放點起士吃會更好。

2. 一天不要吃超過兩百卡的點心

點心建議量兩百卡就好。在小罐優格中加入水果，或是吃些小份堅果，聰明選擇點心來食用。

不管怎樣就是想吃甜甜的食物時，就選擇內含果乾的起士之類的吧。

3. 吃完午餐的四個小時後、晚餐的四個小時前是最理想的時間

吃完午餐的三到四個小時後會覺得餓很正常。於午餐的六個小時後吃晚餐的話，就不要吃點心。

然而，若是兩餐相隔八個小時以上，聰明選擇點心，就能避免晚餐吃得過量了。

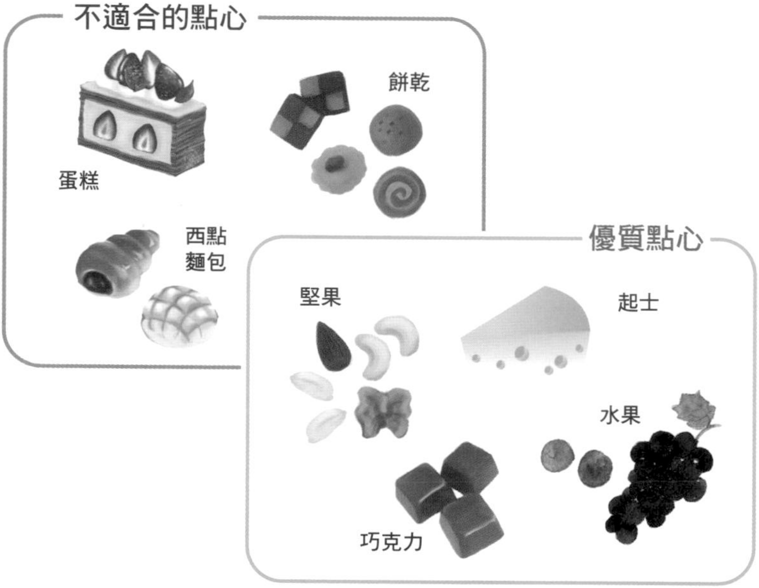

4. 選擇小份量點心

就算是對身體有益的點心，吃個不停也會造成卡路里過量。會吃太多的人選擇小份量的食物比較好。

而沒辦法以小份量購買的起士或葡萄之類，就先分成每一次要吃的份量，再置於冷凍庫保存，便可避免食用過量。

工藤醫生特選！

不易變胖的點心①

堅果　富含膳食纖維與礦物質

堅果是不易讓人變胖的點心代表。

像是杏仁中富含「維他命E」以及「膳食纖維」。腰果則有「維他命B_1」、「鋅」，而開心果裡則有「鐵質」、「鈣」，核桃中有「α-亞麻酸」與「維他命A、B_2」。雖說如此，但由於堅果的卡路里很高，要留心別攝取過量了。建議食用量是一天十顆堅果。

【建議卡路里】　杏仁一顆：約6卡、核桃一顆：40卡、腰果一顆：7～9卡、開心果一顆：3卡

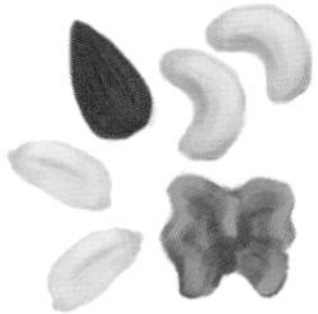

工藤醫生特選！

不易變胖的點心②

優格、起士、蛋

一次攝取有益身體的成分

起士以及優格之中富含蛋白質、脂肪、鈣。就算少量攝取也容易有飽足感，最適合當作點心。

蛋不只有蛋白質，還有均衡的維他命與礦物質等，是一種「全食物❷」，也適合減重。

如果覺得有點餓，也不要選擇甜甜的東西吃，選擇白煮蛋、起士或是優格之類，會對減重較有效果。

【建議卡路里】 卡芒貝爾起司（camembert）一片：約50卡、無糖優格一百克：62卡、白煮蛋一顆：91卡

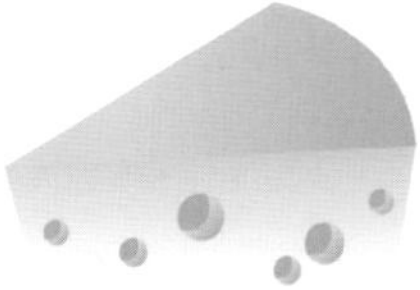

❷ 天然完整、未經加工精製的食物。

工藤醫生特選！

不易變胖的點心③

黑巧克力 可可有助提升血液循環

不管怎樣就是想吃甜點時，就選擇可可成分高達70％以上的黑巧克力吧。

一小塊的話大約是27卡，搭配起司或優格之類食用，會較有飽足感，也不容易餓。

只是要注意，過量攝取也會造成卡路里過高。

另外，牛奶巧克力和白巧克力由於糖分與脂肪過多，不建議食用。盡量忍耐吧！

［建議卡路里］ 約27卡

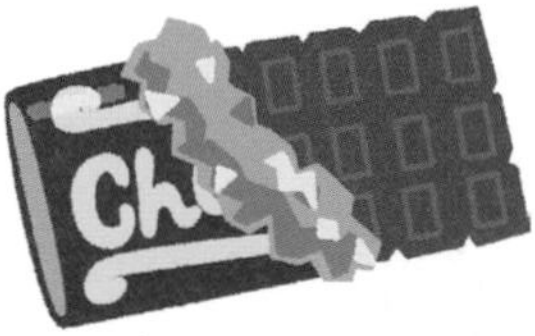

工藤醫生特選！

不易變胖的點心④

水果 比起單吃水果，搭配其他食物會更好

水果中的果糖不易使血糖上升，若想吃甜甜的東西時，吃水果會是個好方法，也能多攝取到「維他命C」或「膳食纖維」。

只是，由於水果含有蔗糖，所以也不要攝取過量。

雖說如此，一顆中型尺寸的蘋果搭配起司或優格來吃，卡路里也不會過高。水果與蛋白質搭配食用，就能避免吃太多，也不容易餓。

【建議卡路里】 葡萄一粒：6～10卡、中型橘子一顆：34卡、中型蘋果一顆：145卡、奇異果半顆：46卡

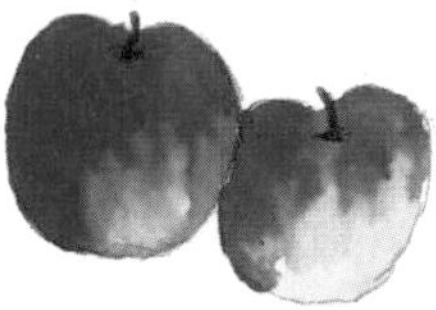

工藤醫生特選！

「絕對不可以吃」的點心
高醣食物

在減重期間，很遺憾的是千萬別碰「醣類」。

在前述已經介紹了減重時也能食用的四種點心。

而絕對不能碰的點心，**就是高醣的食物了。**

像是想要吃甜的東西時，比起高醣的西點麵包，盡量選內含蛋奶的起司蛋糕較佳。

有脂肪或蛋白質比較不容易餓。

選擇有嚼勁的食物，吃了也比較會有滿足感。要吃餅乾之類的話，就吃一點點的仙貝。**像這樣，盡可能選擇低醣食物吧。**

Q 一喝咖啡就睡不著的人該怎麼辦才好呢？

A

喝咖啡晚上會睡不著的人請在睡前四個小時喝完綠茶咖啡。

咖啡因發揮效果的時間是飲用的一到兩個小時後。

然後，四個小時後就會排出體外。

因此，「喝咖啡就會睡不著」的人，請在睡前四個小時喝完第三杯的綠茶咖啡，理論上應該不至於睡不著。

然而，晚餐比較晚吃的人，有時候也會於就寢前兩、三個小時才吃晚餐（其實如果晚餐時間較晚，不要

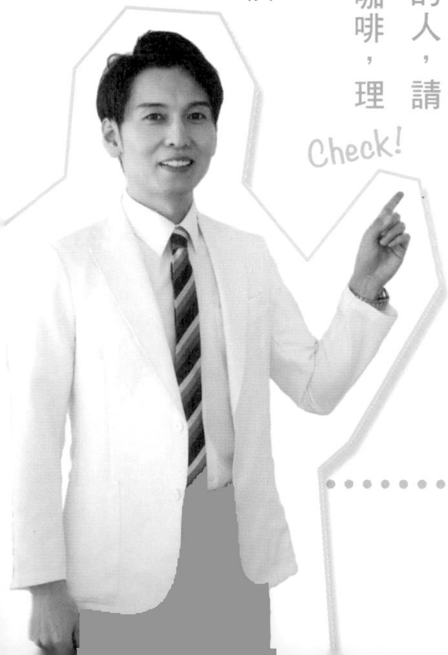

吃會對減重比較有效果……）。

雖然理論上沒有問題，但每個人的狀況都不相同，而且由於安慰劑效應（placebo effect），所以也是有人會發生「晚上一喝咖啡就睡不著」的情形。

有這種困擾的人，**早上在午餐前喝個綠茶咖啡、晚餐前只喝綠茶這樣就好。**

比起咖啡，綠茶之類的茶飲咖啡因含量較少，而且**晚餐前喝茶，茶氨酸可有效助眠。**

Q

喝太多綠茶咖啡不會出現水腫或脫水症狀嗎？

A

水腫、脫水，都不可能發生！

一般來說，人一天的所需水量是1.8～3公升（並不是說要大家喝到這麼多水）。

綠茶咖啡一天三杯是基本，這樣的水量並不會造成過量攝取，而且綠茶或咖啡本身就有利尿效果，所以不會讓人水腫。而就算脫水，健康的人把一天的水分換成綠茶咖啡也不會有問題。人就算吃東西也會攝取到水分。雖說如此，由於綠茶咖啡利尿效果強，假使流了很多汗，建議還是要適當補充水分。

Q 綠茶咖啡對於常喝酒的人也有效果嗎？

A

綠茶咖啡對於「肝臟」也有所助益。

肝臟是容易受到活性氧傷害的臟器，容易受到壓力影響，但兒茶素卻有很強的抗氧化效果。因此，我很推薦大家可於飲酒聚會的隔日來飲用綠茶咖啡。咖啡因能夠紓解宿醉，並且也有研究指出可改善肝功能 γ-GTP。

順帶一提，減重時可以喝酒，但要選擇低醣的燒酒或威士忌、零醣質的啤酒之類。下酒菜則建議選擇堅果，不僅能穩定飲酒時的血糖，也能避免吃下太多食物。

Q 有平常就能夠輕鬆做到的運動嗎？

A

我推薦給大家「七秒坐到椅子上的運動」。

在我的患者之中，不少人有想將綠茶咖啡減重法與簡單運動相互結合的需求。

這種時候，我就會推薦他們做「七秒坐到椅子上的運動」。

這項運動是，花七秒慢慢坐到椅子上，一秒馬上從椅子上站起來。有快有慢的動作會讓快肌❸有所負荷，也會增加瘦身賀爾蒙「脂聯素」的分泌。

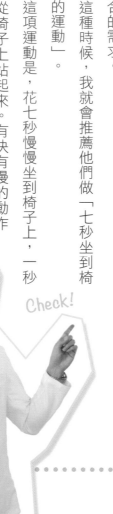

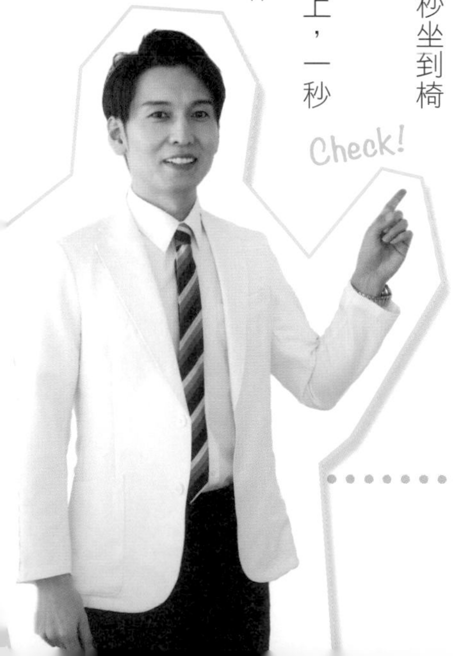

只要坐 7 秒的運動

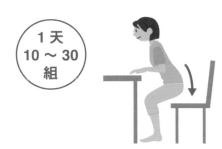

1 天
10 ～ 30
組

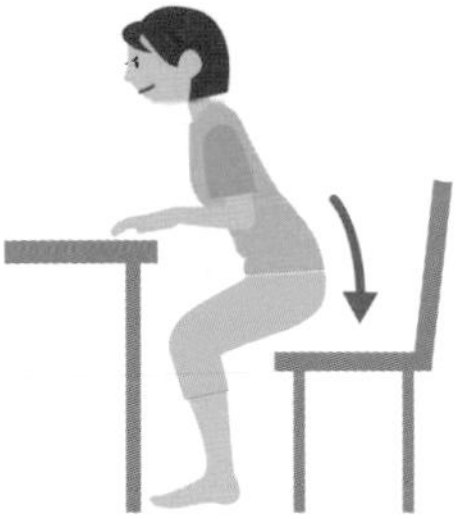

① 花 7 秒慢慢坐到椅子上

慢慢花上 7 秒坐到椅子上

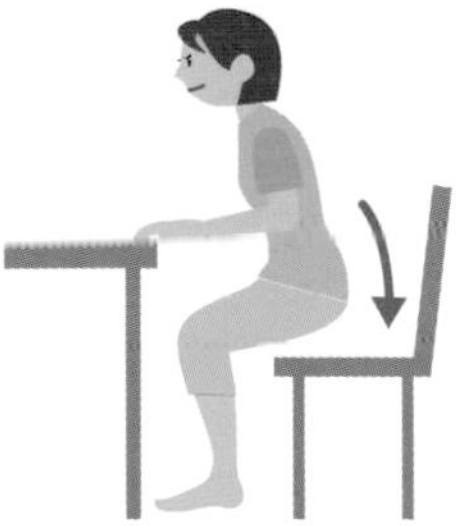

② 1 秒站起

用 1 秒快速站起，將手放在桌上藉以輔助也行。

❸ 快肌肉纖維（Fast-twitch Fiber），人體中較粗大、收縮快但有氧能力弱的肌肉。

Q 減重期間要怎麼要自我檢視呢？

A 一天量一次體重，用圖表來記錄體重變化吧！

我所服務的工藤內科醫院，為要將體重以圖表呈現，一天會量四次體重。但對一般人來講，這方式很難執行。然而，還是希望大家至少一天量一次體重。一天量一次的話，則建議在早上測量。看著體重，想想今天一整天的飲食要怎麼安排。

如果量兩次體重的話，則於早上與晚餐後來測量。晚餐後測量體重，自然就會減少晚餐份量，而有助減重。

藉由將體重圖像化，這份圖表就扮演著猶如體重日記的角色。在圖表中，盡量記錄自己吃了什麼、那天發生了什麼為最佳。

這麼一來，因為夫妻吵架而變胖、值勤夜班時變胖、每個星期二變胖之類，吃了什麼會變胖等契機、理由會較為清楚，精確記錄可讓減重更有效率。

不管怎麼就是瘦不下來的人，還是建議接受專門診療。在工藤內科有提供「智慧型手機線上診療減重門診」服務，來自日本全國各地的患者都能接受我的治療。

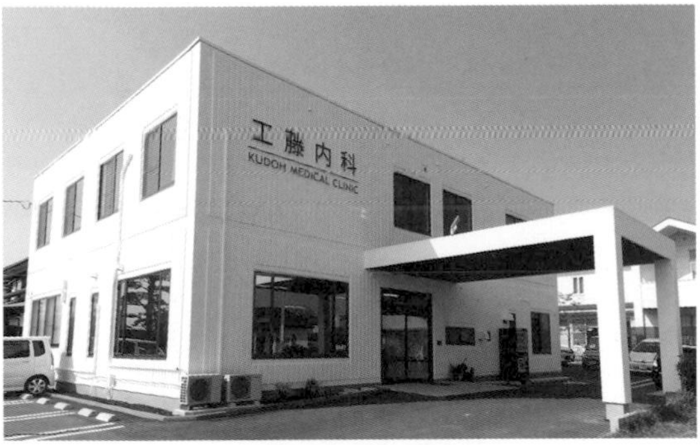

可線上診療的工藤內科

Q 明明在減重，卻不小心吃太多了怎麼辦！

A 時限是48小時！隔天重新開始綠茶咖啡減重法，並搭配優格與醋拌涼菜。

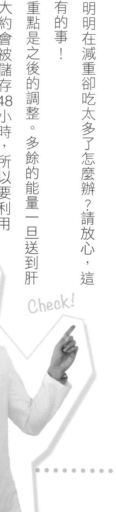

明明在減重卻吃太多了怎麼辦？請放心，這是常有的事！

重點是之後的調整。多餘的能量一旦送到肝臟，大約會被儲存48小時，所以要利用這段時間來進行調整。

方法當然就是快點繼續飲用有

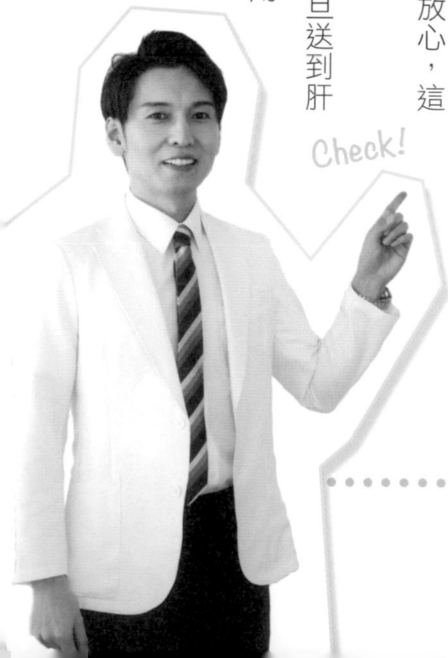

燃脂效果的綠茶咖啡。

再加上，**吃東西前先吃優格**。在碳水化合物之前攝取乳製品的話，血糖上升便會變得緩慢，而優格所含有的鈣質則會抑制身體吸收脂肪。

同樣地，醋拌涼菜的醋所含有的醋酸也會抑制血糖上升，建議在飲食中加入醋拌涼菜。如果覺得製作醋拌涼菜麻煩，把一大匙的醋加到開水飲用，或是直接加到食物裡也行。

雖然下了這些工夫，隔日還是盡量要控制卡路里，留心選擇食物。**人並不是一天就會突然變胖！一天的失敗是可以挽救的！**別敷衍了事，堅持下去吧！

在減重時，記錄體重非常重要。藉由測量體重，就會產生「我正在減重」這樣的意識，也愈來愈能知道自己吃什麼體重容易增加。這個圖表可以記錄7天，您可以影印下來貼在牆壁上之類。首先就實行1個星期，1天至少量1次體重。理想是1天量4次，好好記錄。應該很多人在第1個星期便能實際感受到成效。

月　日				月　日				月　日				月　日				
剛起床	剛吃完早餐	剛吃完晚餐	準備睡覺前	剛起床	剛吃完早餐	剛吃完晚餐	準備睡覺前	剛起床	剛吃完早餐	剛吃完晚餐	準備睡覺前	剛起床	剛吃完早餐	剛吃完晚餐	準備睡覺前	剛起床

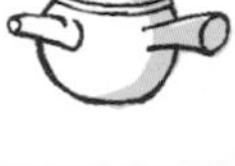

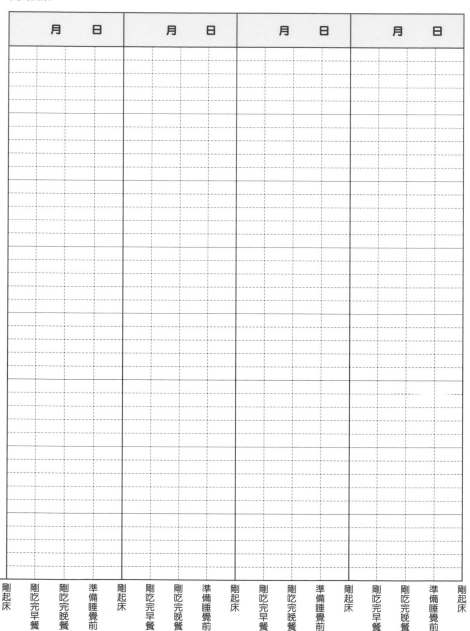

光是記錄體重就有助減重！

體重記錄表

經過時間 體重變化	月　日	月　日	月　日
1個刻度200g			
(　　　)kg			
START			
(　　　)kg			
(　　　)kg			
(　　　)kg			
(　　　)kg			
(　　　)kg			
(　　　)kg			

量體重前要注意身上穿的衣服是否會影響測量

剛起床　剛吃完早餐　剛吃完晚餐　準備睡覺前　剛起床　剛吃完早餐　剛吃完晚餐　準備睡覺前　剛起床　剛吃完早餐　剛吃完晚餐　準備睡覺前　剛起床

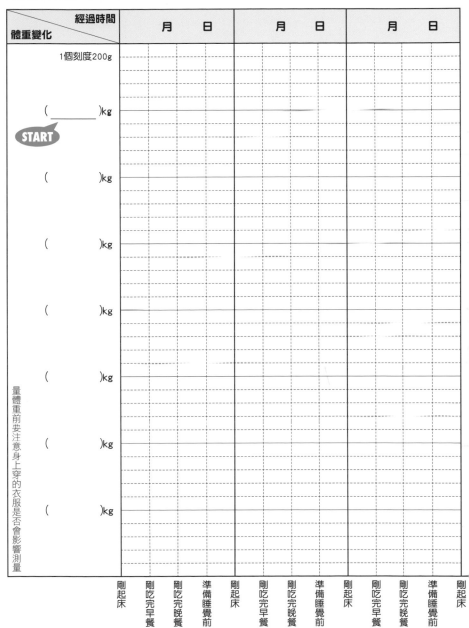

工藤孝文

福岡大學醫學院畢業後，至愛爾蘭、澳洲留學，回到日本後，曾於大學醫院、地區醫院服務，現在則於福岡縣三山市的工藤內科，一面看診，一面透過智慧型手機的線上看診，進行規模大至全日本的減重治療、中醫治療。專長為糖尿病內科、減重門診、中醫診療。曾以減重門診醫生的身分登上《世界第一想要上的課》節目（日本電視臺）、以肥胖治療評論家、中醫診療評論家的身分登上《真的假的？！TV》節目（富士電視臺）。著有《光吃小黃瓜就會瘦》（暫譯）、《瘦上癮的法則》（暫譯）、《醫生教妳正確的身體保健大全》（暫譯）等，於眾多媒體皆可見其身影。

綠茶咖啡減重法
減重門診醫生教你輕鬆喝，1 個月激瘦 6.2 公斤

元デブ医者が教える おいしく飲んでみるみるやせる 緑茶コーヒーダイエット

作者	工藤孝文
譯者	正正
總編輯	汪若蘭
執行編輯	顏妤安
行銷企劃	許凱鈞
封面設計	賴姵伶
版面構成	賴姵伶
發行人	王榮文

出版發行　遠流出版事業股份有限公司
地　　址　臺北市南昌路 2 段 81 號 6 樓
客服電話　02-2392-6899
傳　　真　02-2392-6658
郵　　撥　0189456-1
著作權顧問　蕭雄淋律師
2019 年 4 月 25 日　初版一刷
定價新台幣　250 元

ISBN　978-957-32-8533-5
遠流博識網　http://www.ylib.com
E-mail: ylib@ylib.com

如有缺頁或破損，請寄回更換

MOTO DEBUISHA GA OSHIERU OISHIKU NONDE MIRUMIRU YASERU RYOKUCHA COFFEE DIET by KUDO TAKAFUMI
© KUDO TAKAFUMI 2018
Originally published in Japan by Nippon Jitsugyo Publishing Co., Ltd.
Traditional Chinese translation rights arranged with Nippon Jitsugyo Publishing Co., Ltd. through AMANN CO., LTD.

國家圖書館出版品預行編目 (CIP) 資料

綠茶咖啡減重法：減重門診醫生教你輕鬆喝，1 個月激瘦 6.2 公斤 / 工藤孝文著；正正譯. -- 初版. -- 臺北市：遠流, 2019.04 面；　公分 譯自：緑茶コーヒーダイエット：元デブ医者が教えるおいしく飲んでみるみるやせる ISBN 978-957-32-8533-5(平裝) 1. 減重 2. 茶 3. 咖啡
418.915　　108004511